常见病症古代名家医案选评丛书

总主编　盛增秀

盛增秀全国名老中医药专家传承工作室

组织编写

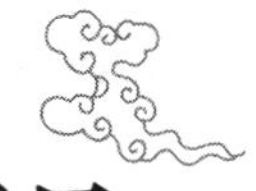

哮喘医案专辑

王　英　编撰

人民卫生出版社

图书在版编目（CIP）数据

哮喘医案专辑/王英编撰.—北京：人民卫生出版社，2017
（常见病症古代名家医案选评丛书）
ISBN 978-7-117-24300-1

Ⅰ.①哮…　Ⅱ.①王…　Ⅲ.①哮喘-中医治疗法-医案-汇编
Ⅳ.①R562.2

中国版本图书馆 CIP 数据核字(2017)第 063531 号

哮喘医案专辑

编　　撰：王　英
出版发行：人民卫生出版社（中继线 010-59780011）
地　　址：北京市朝阳区潘家园南里 19 号
邮　　编：100021
E - mail：pmph @ pmph.com
购书热线：010-59787592　010-59787584　010-65264830
印　　刷：北京铭成印刷有限公司
经　　销：新华书店
开　　本：850×1168　1/32　　印张：7.5
字　　数：121 千字
版　　次：2017 年 5 月第 1 版　2017 年 5 月第 1 版第 1 次印刷
标准书号：ISBN 978-7-117-24300-1/R · 24301
定　　价：28.00 元
打击盗版举报电话：010-59787491　E-mail：WQ @ pmph.com
（凡属印装质量问题请与本社市场营销中心联系退换）

常见病症古代名家医案选评丛书编委会

总 主 编　盛增秀

副总主编　江凌圳　竹剑平　王　英

编　　委（以姓氏笔画为序）

王　英　白　钰　冯丹丹

朱杭溢　竹剑平　庄爱文

江凌圳　李荣群　李晓寅

沈钦荣　陈永灿　高晶晶

盛增秀

学术秘书　庄爱文

本案由本书编委、知名书法专家沈钦荣题录

总 序

近代国学大师章太炎尝谓："中医之成绩，医案最著。欲求前人之经验心得，医案最有线索可寻，循此钻研，事半功倍。"清代医家周学海也曾说过："宋以后医书，唯医案最好看，不似注释古书之多穿凿也。每部医案中，必有一生最得力处，潜心研究，最能汲取众家之所长。"的确，医案是历代医家活生生的临证记录，最能反映各医家的临床宝贵经验，堪称浩瀚祖国医学文献中的宝中之宝，对临证很有指导意义和实用价值。如清代温病学大家吴鞠通所撰《温病条辨》，他将散见于叶天士《临证指南医案》中有关温病的理、法、方、药和经验，列成条文的形式，汇入该书之中。据不完全统计，《温病条辨》从《临证指南医案》的处方或加以化裁的约90余方，如桑菊饮、清宫汤、三香汤、椒梅汤等均是。举此一端，足见前人医案对后世影响之深远。众所周知，中医有关医案的文献资料极其丰富多彩，其中不乏医案专著，但自古迄今，国内尚缺乏一套集常见病症古代名家医案于一体并加以评议发挥的系列丛书，因而给查阅和临床参考应用带来不便，以致传统医案精华未能得到充分利用。有鉴于此，我们在深入调研、广搜文献资料基础上，精选清末（1911 年）以前（个别是清末民初）名家的医案，并加以评议，编写了一套《常见病症古代名家医案选评丛书》。

本套系列丛书，以每一病症为一单元而编成专辑，包括中风、眩晕、泄泻、肿胀、瘟疫、咳嗽、哮喘、不寐、痹证、胃脘痛、惊悸、黄疸、胸痹、头痛、郁证 15 个专辑，堪称鸿篇巨制，蔚为大观。

本丛书体例以病症为纲，将名家医案分类后归入相应专辑，每案注明出处，“评议”务求客观准确，且融以编者的心得体会和临床经验，着力阐发辨证施治要点，辨异同，明常变，有分析，有归纳，使人一目了然，从中得到启发。

丛书由全国名老中医药专家盛增秀任总主编。所在单位浙江省中医药研究院系浙江省中医药文化重点学科建设单位，又是国家中医药管理局中医文献学重点学科建设单位。大多数编写人员均长期从事文献整理研究工作，既往对古代医案的整理研究已取得了较大成绩，曾出版《重订王孟英医案》《赤厓医案评注》等书，受到读者欢迎。

本丛书具有以下几个特点：

一是本着“少而精”的原则，主要选择内科临床常见病症予以编写，这样能突出重点，实用性强。

二是本书是系列丛书，每一病症单独成册（专辑），读者既可购置全套，又可根据需求选购一册。

三是全书每则医案加“评议”，有分析，有发挥，体现出继承中有发扬，整理中见提高。

医案在很大程度上反映一个医生的技术水平和治学态度。时下，不少医生书写医案粗枝大叶，不讲究理、法、方、药的完整性和一致性。更有甚者，有些医生处方东拼西凑，喜欢开大方、开贵重药品，有失配伍法度。本丛书所选名家医案，对读者临证书写医案有重要的指导和借鉴作用，有利于提高诊疗能力和学术水平。此外，也为教学、科研和新药的开发提供珍贵的参考文献。

限于水平，书中缺点和不足之处在所难免，祈求读者指正。

盛增秀全国名老中医药专家传承工作室

2017 年 1 月

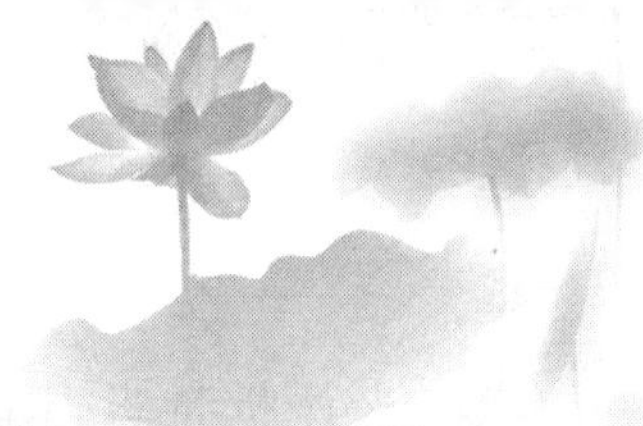

前　言

哮喘是临床常见病、多发病之一。哮者指声响言，喘者指呼吸言。本病的临床表现为呼吸气急，喉间有痰，咳嗽胸闷，严重者不能平卧，端坐呼吸，张口抬肩，口唇发绀等，救治不及时，甚至可造成死亡。古代医籍对哮喘早有记载，也积累了许多行之有效的治疗方法，为了更好地发挥中医中药在治疗本病中的优势，笔者从古代治疗哮喘的大量医案中，选择其中典型的案例，一般为理法方药合拍，临床效果显著，或见解独特，用药颇具匠心，对当今临床具有指导和借鉴作用者，计 169 则进行评议。兹将编写中的有关问题，概述如下：

一、每则医案的标题为编者所加，系针对该案的病种、病因、病机、治法、方药等，加以概括提炼而成，旨在提挈其要领，突出其特色，起到提示作用。

二、每案先录原文，并标明其出处，然后根据笔者的学习心得，结合临床体会，对该案进行评议，力求评析精当，旨在阐发辨证论治要点和处方用药特色，使人一目了然，从中得到启迪。

三、对医案中少数难读难解的字、词进行注释。注音标出该字的汉语拼音，如瀹（yuè）、闬(hàn)等，解释要求准确妥帖，避免烦琐考证，一般只注首见处，重复者不再注释。

四、古代医案中有些药物如犀角、虎骨等现在已禁用或不用，读者可寻求替代品，灵活变通为是。

五、由于所辑医案时代跨度较大，其作者的地域也不同，因此对同一种药物，称谓也不甚统一，为保存古书原貌，不用规范的药名予以律齐。

在本书的编撰过程中虽然力求选评精当，但由于笔者的水平有限，书中不足之处在所难免，敬请读者指正。

王　英

2017年1月

目　录

苦寒泻肺平喘案

己未岁初秋越三日，奉召至六盘山，至八月中，霖雨不止，时承上命治不邻吉歹元帅夫人，年逾五旬，身体肥盛。因饮酒吃湩乳过度，遂病腹胀喘满，声闻舍外，不得安卧，大小便涩滞。气口脉大两倍于人迎，关脉沉缓而有力。予思霖雨之湿，饮食之热，湿热大盛，上攻于肺，神气躁乱，故为喘满。邪气盛则实，实者宜下之，故制平气散以下之。

平气散：青皮去白　鸡心槟榔各三钱　大黄七钱　陈皮去白，五钱　白牵牛二两，半生半炒，取头末一半

上为末，每服三钱，煎生姜汤一盏调下，无时。一服减半，再服喘愈。止有胸膈不利，烦热口干，时时咳嗽，以加减泻白散治之。

《内经》曰：肺苦气上逆，急食苦以泻之。故白牵牛苦寒，泻气分湿热，上攻喘满，故以为君。陈皮苦温，体轻浮，理肺气；青皮苦辛平，散肺中滞气，故以为臣。槟榔辛温，性沉重，下痰降气；大黄苦寒，荡涤满实，故以为使也。

加减泻白散：知母　陈皮去白，各五钱　桑白皮一两　桔梗　地骨皮各五钱　青皮去白　甘草　黄芩各三钱

上㕮咀，每服五钱，水二盏，煎至一盏，去渣，

温服，食后，数服良愈。

华佗云：盛则为喘，减则为枯。《活人书》云：发喘者气有余也。凡看文字，须要晓会得本意。且盛而为喘者，非肺气盛也；喘为气有余者，亦非肺气有余也。气盛当认作气衰，有余当认作不足。肺气果盛又为有余，当清肃下行而不喘。以火入于肺，衰与不足而为喘焉。故言盛者，非言肺气盛也，言肺中之火盛；言有余者，非言肺气有余也，言肺中之火有余也。故泻肺用苦寒之剂者，非泻肺也，泻肺中之火，实补肺气也，用者不可不知。(《卫生宝鉴》)

【评议】 天时霖雨不休，素体肥胖湿重，又加饮食厚味，而致腹胀喘满，不得安卧，气口脉大，沉缓有力，显属实喘。本案辨证综合了外界气候、人体的体质、疾病诱发因素等予以分析，治疗宗《内经》“肺苦气上逆，急食苦以泻之”的治则，先以苦寒之剂急泻肺中之湿热有余之邪，使肺气得以肃清而喘逆平，继以加减泻白散清泻肺中余邪而收功。

邪热有余误补案

一男子，年逾四十，喘咳胁痛，胸满气促，右寸脉大。此风热蕴于肺也，尚未成疮，属有余之症。予欲以泻白散治之。彼谓肺气素怯，不然予言，乃服补药，喘嗽愈甚。两月后，复请视之，汗出如油，喘而不休。此肺气已绝，安用治？后果殁。夫肺气充实，邪何从袭？邪气既入，则宜去之。故用泻白散，所以泻肺中之邪气也。邪气既去，则真气自实矣。(《外科心法》)

【评议】 该案乃误治伤人。患者喘咳胁痛，胸满气促，右寸脉大，属邪热蕴肺无疑，当清泄有余之邪热，宜以泻白散泻肺中之邪热为治。但患者反以补剂调治，使邪愈实而肺气愈阻，终至肺绝而救治无望。《医宗金鉴》云:“气粗胸满不能布息而喘者，实邪也。”实邪阻肺反用补药，犯虚虚实实之戒，故不治而亡。

痰滞经络气喘案

程明祐治张丙，患中满气喘，众医投分心气饮、舟车丸，喘益甚。一医曰：过在气虚，以参、芪补之，喘急濒死。程诊之，曰：病得痰滞经络脏腑，否寒生膜胀。投滚痰丸，初服腹雷鸣，再服下如鸡卵者五六枚，三服喘定气平，继以参苓平胃散出入，三十日复故。所以知丙得之痰滞经络者，切

其脉沉而滑，痰候也。(《名医类案》)

【评议】 分心气饮、舟车丸均为疏利之剂，治之病不仅未减喘反增剧，他医又作气虚治之，致病濒于危。程氏根据其脉象辨为痰滞经络，而以滚痰丸去其内滞之郁痰，导邪外出，使喘定气平。本例辨证的着眼点在于“脉沉而滑”。

明辨病机案

钱中立治周训导，年五十，时患痰火之症，外貌虽癯，禀气则厚，性不喜饮。医视脉孟浪，指为虚火，用补中益气汤，加参、术各五钱，病者服药，逾时反致气喘上升，喘息几殆。钱视，曰：此实火也，宜泻不宜补。痰气得补，火邪愈炽，岂不危殆？先用二陈汤探吐，出痰碗许，其夜安寝。平明仍用二陈去半夏，加朴硝、大黄，下结粪无数，其热始退。更用调理药，旬日始安。吁！不识病机，妄施补泻，鲜有不败事者。(《名医类案》)

【评议】 临证治病，首当明确病因病机，方可择方选药，而获良效，如果病机不明，误投药剂，可酿大祸。该案即是前医未辨病机，指实为虚而用参、术等益气之品愈阻其气，闭其痰火，而致喘息几殆。幸钱氏辨证明确，先用二陈吐其闭阻之浊痰，继加硝、黄下其内结之燥屎，痰热除而喘息平，后以调理而安。案云：“不识病机，妄施补泻，鲜有不败事者”，确是医者南针，值得警惕。

人参平肺散验案

府佐张五桥先生夫人，患喘嗽，夜分气壅不能仰卧，体素弱，脉右滑大，左细弱，每咳嗽，必连连数十声，痰不易出，甚至作吐。以东垣人参平肺散加减治之，四日而愈。人参、桑白皮、地骨皮、青皮、茯苓、五味子、知母、滑石、麦芽、天麻、粳米、甘草，水煎服，夜与白丸子。(《孙文垣医案》)

【评议】 人参平肺散出李东垣之《医学发明》，主要由桑白皮、知母、炙甘草、地骨皮、五味子、茯苓、青皮、人参、陈皮、天门冬组成，主治心火刑肺，传为肺痿。症见咳嗽喘呕，痰涎壅盛，胸膈痞满，咽嗌不利等。本例为虚实兼夹之证，以此方加减，清肺化痰，和胃降逆。药与证对，故获捷效。

标本分治案

少司空凌绎泉翁，年已古稀，原有痰火之疾，因正月上旬，为令孙大婚过劳，偶占风寒，内热咳嗽，痰中有血，血多而痰少，痰坚不易出，鼻流清水，舌生芒刺，色焦黄，语言强硬不清，大小便不利，喘急不能睡，亦不能仰，惟坐高椅，椅前安棹，棹上安枕，日惟额伏枕上而已。市医环治半月不瘳，敦予诊之。两手脉浮而洪，两关滑大有力。知其内有积热痰火，为风邪所闭，且为怒气所加，故血上逆，议者以高年见红，脉大发热为惧。予曰：此有余症，诸公认为阴虚，而为滋阴降火，故不瘳。法当先驱中焦痰火积热，然后以地黄补血等剂收功，斯不失先后着也。翁以予言为然。用瓜蒌、石膏各三钱，橘红、半夏曲、桑白皮、前胡、杏仁、酒芩、紫苏子，水煎，临服加入萝卜汁一小酒盏，一剂而血止。次日诊之，脉仍浮而洪大，尚恶寒。予曰：古云伤风必恶风，伤寒必恶寒，此其常也。只因先时失于清散，表中之热未彻，竟用滋阴之剂，又加童便收敛，降下太速，以致风寒郁而不散，故热愈甚也。改以定喘汤，一剂而喘急减半，再剂热退而不恶寒。复为诊之，两手浮体已无，惟两关之脉甚鼓指，此中焦痰积胶固已久，不可不因其时而疏导之。以清中丸同当归龙荟丸共二钱进之。其夜大便所下稠粘秽积甚多。予忆朱丹溪有云：凡哮喘火盛者，以白虎汤加黄连、枳实有功。此法正

绛翁对腔剂也。与十剂，外以清中丸同双玉丸夜服，调理而安。(《孙文垣医案》)

【评议】 该案其本为年高阴亏，咳嗽见红；其标为外邪引动内伏之痰火，咳嗽喘急。前医惧其年高，只以滋阴降火为治，故不瘳，孙氏主张“法当先驱中焦痰火积热，然后以地黄补血等剂收功”，明确先治其标，逐邪外出，再治其本，补其不足。治本治标，孰先孰后，分治合治，临证当仔细辨别，以免犯虚虚实实之误。

哮喘治用吐利案

文学顾明华，十年哮喘，遍治无功。余曰：两寸俱涩，余部俱实。涩者痰凝之象，实者气壅之征。非吐利交行，则根深蒂固之痰何能去耶？于是半载之间，吐五次而下七次，更以补中之剂加鸡子、秋石，期年[1]而愈。(《里中医案》)

【评议】 此案非明眼高手不能为也。患者哮喘年久，据其脉象，为痰凝气壅之证。盖因病日已久，凝阻之痰胶固难化，故而行涌吐泻下之法，希冀顽痰

① 期年：一周年。

得上下之出路而解，如是则痰浊清而气道畅，哮喘自平。续用补中健脾杜生痰之源，其病乃瘳。古代医家对痰饮咳喘顽痰，提出“窠囊说”，如金子久指出：“窠囊者，痰气相搏，结而成囊之谓也。犹蜂子之穴于房中，莲子之嵌于莲内也。……如寇贼之依山傍险，蟠居一方，难于剿伐。”图治之法，主张“非攻击不破”。对照本例的证情和治法，与此相仿。

宣化风痰治顽喘案

王邃初，老于经商，患哮喘者二十年。舟次谈及，余谓年望六十难治，及诊脉尚有神，右寸浮滑，是风痰胶固于太阴之经。以杏仁、防风、甘、桔、白芥子、麻黄，三剂而病状减。因以丹溪治哮丸与之，仍日进六君子汤，连服无间，经年而愈。(《里中医案》)

【评议】 患者年事已高，且病哮喘二十年，顽疾似难治疗，但好在其脉有神，正气未虚，尚可用药。首方针对“风痰胶固于太阴之经”的病机，药用麻黄、杏仁、甘草（三拗汤）宣肺解表，止咳平喘；防风疏风解表，助三拗汤宣化肺中之风邪；白芥子温肺豁痰，利气平喘；桔梗宣肺化痰，且载药上行入肺。诸药合用，共奏宣肺祛风、化痰平喘之效，药与证对，三剂即见效。后以丹溪之治哮丸祛风痰，并同时服用健脾化痰之六君子汤以善其后。本案最后“连服无间，经年而愈”，说明治疗哮喘顽症，当标本兼顾，药与症对，还应坚持服用，方能取效。

风寒束表发喘案

协镇王公生长蓟北，腠理闭密。癸卯秋谒提台梁公于茸城，乘凉蚤归中途浓睡，觉恶寒发热。缘素无病患，不谨调养，过食腥荤，日增喘促，气息声粗，不能安枕，更汗出津津，语言断落，不能发声。延予商治，六脉洪滑，右寸关尤汩汩动摇。以脉合证，知为痰火内郁，风寒外束，正欲出而邪遏之，邪欲上而气逆之，邪正相搏，气凑于肺，俾橐籥之司失其治节，清肃之气变为扰动，是以呼吸升降不得宣通，气道奔迫发为肺鸣。一切见证咸为风邪有余，肺气壅塞之征。若能散寒驱痰，诸病自愈。乃用三拗汤加橘红、半夏、前胡，一剂而吐痰喘缓，二剂而胸爽卧安。夫以王公之多欲，误认丹田气短，用温补之品则胶固肤腠，客邪焉能宣越，顽痰何以涣解？故临症之时须贵乎谛审也。(《旧德堂医案》)

【评议】“痰火内郁，风寒外束”是本例的病理症结所在，故用三拗汤辛温解表，祛除束表之寒邪；前胡、半夏助三拗汤宣肺化痰，降逆平喘；橘红理气化痰，疏通郁阻之气机，共奏宣肺解表，化痰理气之功。鄙意《伤寒论》麻杏石甘汤是治“寒包火”引起咳喘的经典名方，用于本例，似更恰合。“临症之时须贵乎谛审”一语，确为临床治疗之法宝，该案如果不加审核，乱用温补，必将贻害无穷。

三拗汤治哮喘案

秦商张玉环，感寒咳嗽，变成哮喘，口张不闭，语言不续，呀呷有声，外闻邻里，投以二陈、枳、桔，毫不见减，延予救之。诊六脉右手寸关俱见浮紧，重取带滑，断为新寒外束，旧痰内搏，闭结清道，鼓动肺金。当以三拗汤宣发外邪，涌吐痰涎为要，若畏首畏尾，漫投肤浅之剂，则风寒闭固，顽痰何由解释。况《经》曰：辛甘发散为阳。麻黄者辛甘之物也，禀天地轻清之气，轻可去实，清可利肺，肺道通而痰行，痰气行而哮愈矣。乃以前药服之，果一剂而汗出津津，一日夜约吐痰斗许，哮喘遂平。越二年因不忌口，复起前证而殁。（《旧德堂医案》）

【评议】 有是证即用是药。该案因感外寒而诱发哮喘，外寒束肺为其关键，所以投二陈等化痰之品不能见效，以三拗汤辛温解表，宣肺化痰，切中肯綮，故收汗泄痰出喘平之效。

补益元气疗咳喘案

姐丈劳仲虎，初夏劳倦，致感体作寒热，口苦。医用重药发散之，复用山楂、厚朴、枳实、花粉、瓜蒌、半夏之属攻其中，热益甚，痰嗽喘急，语言无序。予往诊之，曰：误矣。急止其余药，重用滋水清金之药。一服而痰嗽渐退，神情觉清。次日往诊，脉浮洪而数，语急遽而收轻，手指时作微胀。予曰：此皆虚症也。邪未尝入阳明而先攻之，伤其元气，邪反随而入阳明矣。重虚其虚，愈不能鼓邪外出。今虽稍定，夜必发谵妄，当急以人参救之。适箧中所带不多，止用人参二钱，黄芪一两。至次日，家人来言，夜来甚，悖乱不安，其势甚迫，似不可救。予曰：无妨，参力不足故耳。时鼓峰在邑，予拉之同往，曰：汗已至矣，何虑为。乃用参两许，仍入前药进之。其亲友犹议参之与痰喘谵妄相背也。予与鼓峰曰：无庸疑，吾辈在此坐一刻许，待其汗至而别何如？众在犹豫间，因出酒食过午，举杯未尽，内出报曰：汗大发矣。是夜热退痰喘悉平。继用补中调土之剂而起。（《东庄医案》）

【评议】 劳倦体虚，感外邪而病作，医用重药发散不解，再用攻里病益增剧。此体虚复用重药，犯虚虚实实之戒！虽以滋水清金之法一服症稍缓解，但其元气已伤，不能鼓邪外出，故以参、芪培补元气而收功。此案之关键在于症见痰喘谵妄而用参、芪，以其补益亏损之元气托邪外出，汗出邪退当夜即症平。如此杰作，非临证高手而不能为矣！又医者认证既真，贵在坚持守方，不为旁议所动，这在本案中得以充分体现。

小青龙汤案

发热喘急，头痛引胁，面赤不渴，二便如常，左脉弦虚，右脉空大。此无形之感，挟有形之痰，表里合邪，互结于胸胁之位也。口不渴者，外邪挟饮上逆，不待引水自救也。二便调者，病在胸胁，犹未扰乱中州也。仲景治法，表不解心下有水气，咳而微喘，发热不渴，小青龙主之。方用麻桂，以达表散邪，半夏以涤饮收阴，干姜、细辛以散结而分邪，甘草以补土而制水，用芍药、五味之酸收以驭青龙兴云致雨之力，但使其翻波逐浪以归江海，斯在表之邪从汗解，在里之阴从内消。（《马氏医案并附祁案王案》）

【评议】 小青龙汤为仲景《伤寒论》方，主治“伤寒表不解，心下有水气，干呕发热而咳，或渴，或利，或噎，或小便不利，少腹满，或喘者”，是临床治疗“外寒内饮”的传世名方。该患外感风邪，故发热头痛；痰结于中，水饮内停，故咳嗽喘促，胸胁不舒；口不渴者，病邪尚未化热，其痰必色白清稀可知。以辛温解表、温肺化饮之小青龙汤治疗而收功。现代常用本方治疗慢性支气管炎、支气管哮喘、肺气肿等病。

肺脾肾三脏亏虚案

喘嗽气急，面色枯白，饮食减少，梦泄不禁，两脉虚微。此真气上脱，阳气外散也。面色枯白，脾肺气衰而不荣也。饮食减少，脾胃气衰而不化也。梦泄不禁，肾脏气衰而不固也。

人参　黄芪　肉桂　炙草　茯苓　半夏　橘红（《马氏医案并附祁案王案》）

【评议】 肺脾肾三脏亏虚乃本病之主要原因，治疗以益气健脾，温肾纳气为主，药用人参、黄芪补中益气，健脾助运；肉桂补肾纳气；二陈汤化痰理气和中。诸药合用，肾阳得以温煦，脾气得以运化，肺中之湿痰得以宣化，则诸恙可望减轻。

肺燥气逆痰喘案

痰喘发热，口干，胸满身痛恶寒，其脉弦数且涩。此郁结内伤，风火外炽，邪正相搏，气凑于肺，肺燥气逆，痰涎入之，升降不清，齁齁有声。《内经》所谓心肺有病而呼吸为之不利也。清气既伤，浊气上升，津液转为稠痰，经络壅塞，遂成是病。治宜清气润燥，喘自愈矣。

瓜蒌仁　半夏　枳壳　秦艽　杏仁　桂枝　苏子（《马氏医案并附祁案王案》）

【评议】《素问·五脏别论》云："心肺有病而鼻为之不利。"本案即为内结之邪与外感之邪搏结于肺，肺燥气逆，失其肃降之职，故而出现齁齁有声之痰喘症，治以清气润燥，方用瓜蒌仁、杏仁、苏子降气消痰，止咳平喘；半夏清化蕴结之痰浊；桂枝、秦艽宣解外感之风邪；枳壳理气宽中以降上升之浊气。

如此肺气通，痰浊清而喘症除矣。惟案云：“风火外炽”，方中缺清泄风火之药，鄙意似可合用麻杏石甘汤，其效更佳。

劳倦致喘案

咳嗽多痰，气逆作喘，不得安枕，自汗少食，其脉虚微无神，此劳倦致伤脾肺。盖脾为元气之本，赖谷气以生，肺为气化之源，又寄养于脾土者也。有所劳倦，谷气不盛则形气不充，《经》所云劳则气耗也。气与阴火势不两立，气衰则火自胜，土虚既不能生金，阴火又从而克之，故喘咳自汗，法当实肺补脾。

人参　炙芪　炙草　川贝　紫菀　苏子　杏仁　桔梗　防风　兼进七味丸以培土母（《马氏医案并附祁案王案》）

【评议】　此案劳倦伤脾，母病及子，脾肺气虚，阴火内盛，所以立以实肺补脾之治法。以人参、炙芪、炙草等益气健脾为主，川贝、紫菀、苏子、杏仁、桔梗、防风等肃肺化痰、止咳平喘。兼进七味丸（熟地、山茱萸、山药、丹皮、泽泻、肉桂、大附子）者，冀其温补命门而达培补脾土之功。

金石之药愈喘案

一人喘急，气冲巅顶，诸药罔效，余投以黑锡丹一钱五分，不应，群医哗然，谓金石之药，试而辄验，尚宜斟酌，何况用之而不效，将来必中其毒矣。余曰：肾惫土崩，龙雷之火飞腾而上，不用灵砂，更将何以降之，有是病则用是药，何惧之有！前所以投之未效者，以药力轻少，不能胜病也，再投二钱，立愈。(《东皋草堂医案》)

【评议】 黑锡丹是治疗肾虚气喘的名方，用之得当，收效甚捷。但需要注意的是，方中有黑锡、硫黄等金石之药，偏于温燥，易化燥伤阴，且这类重金属药物易引起中毒，应中病即已，不可过投，以免变生其他病症。

艾灸治哮喘案

一人哮喘绵延不愈，为取璇玑、气海、足三里，灸之痊。(《东皋草堂医案》)

【评议】 临床上，用针灸疗法治疗哮喘每每收到较好的效果。本案取璇玑穴具有宽胸利肺、止咳平喘的作用；气海穴为人体宗气聚会之处，主一身气疾，且有强壮身体的作用；足三里扶正培元，升降气机。三穴同用艾灸，可达扶正培元，温经散寒，降逆平喘的功效。

升降出入俱废案

壬寅九月中，至海昌，封翁杨乘六延予诊脉，并子弟四五人遍诊之。其次郎在公者，六脉动甚，因语曰：兄脉紧而弦，往来无韵，不出一月，危病至矣。为之定方而别。斯时无甚病，其家不之深究，十月中，忽患咳嗽，痰中见血，医作风寒症治，数以羌、防发散与之，十余日，遂大吼喘，痰涌如潮，作齁齁声，不得卧，坐一人床上，以额俯靠其背，稍抬头即喘急欲死，走人至杭邀予。予诊之曰：以前日脉推之，病根固深，然不宜困败如此之速也，此殆攻伐之药逼成之耳，无救矣。奈何病家哀恳，言不幸而先生之言中，今时刻难过，生死且不暇计，得喘息稍苏，又作区处。予曰：定喘不难，无如脉色皆去，纵喘定之后，仍虚脱而死耳。遂朝用参、芪、归、芍，暮用加减八味。三日而能卧，饮食倍进，其家喜甚，以为得生。予曰：出入废则神机化灭，升降息则气立孤危。今出入升降俱废息矣，纵挽回何所施，兹不过暂接命门一丝未断之气，逾十日必死矣，无能为也。已而果然。向使病未见之先，即已见之后，医能以大剂填补峻补之药投之，即不能如备，尚可稍延岁月，不至若是之促耳。此可为庸医妄肆攻伐之戒。（《四明医案》）

【评议】 气机升降出入是生命活动的主要体现。《素问·六微旨大论》曰：“出入废则神机化灭，升降息则气立孤危。”本案患者升降出入皆废，故无力挽回矣。

肝肾精亏案

脉细数促，是肝肾精血内耗，咳嗽必吐呕清涎浊沫。此冲脉气逆，自下及上，气不收纳，喘而汗出，根本先拨，药难奏功。医若见血为热，见嗽治肺，是速其凶矣。

人参秋石制　熟地　五味子　紫衣胡桃（《（评选）静香楼医案》）

【评议】 该患的本质是肾虚，肾虚于下，纳气无权，故以补肾益气，降逆平喘治之。如果医者不加辨别，或见血而误作热证而用苦寒攻下，或见咳喘而治之于肺，就会使元气更伤而病益剧。“治病必求其本”，此之谓也。

肾气丸治气喘案

气喘足冷至膝，唇口干，鼻塞，脉虚小。下气上逆，病在根本。勿以结痰在项，而漫用清克也。

肾气丸三钱，盐花汤送下。（《（评选）静香楼医案》）

【评议】 肾虚而不纳气，故治疗以补肾壮阳之肾气丸，用盐花汤送下者，以咸入肾经起到引药入肾之功。《静香楼医案》中还记载了多则肾虚咳喘案，明确指出“下虚上实，当治其下，勿清其上，真气归元，痰热自降”，均以肾气丸补而下之，补者补肾虚，下者下气逆。故柳宝诒分别评曰：“识见老当”、“识见卓老”、“此治本之法”，对肾气丸治疗咳喘给予了充分的肯定。

中气虚寒喘咳案

侍御谭希曾，喘咳吐痰，或手足时冷，此中气虚寒，用补中益气汤加炮姜而愈。

疏曰：此案以喘咳吐痰而得，手足时冷，此中气虚寒确矣。然命门火衰者亦如之，虚火上泛者亦如之。是当用温补之剂，非温升所宜，况喘咳原当忌用温升，用之不当为祸，岂浅鲜哉？未知从何处定见，以为中气虚寒而敢用温升之品耶？是必于人情倦怠，饮食不甘，面色惨白，与夫脉之虚缓，或右手寸关独空洪，以定其见乎。若曰脾主四肢，是其一端也。未可定耳。（《薛案辨疏》）

【评议】《薛案辨疏》为明·薛己撰，由钱临将薛己医案中有关诊断、立论、用药等方面加以辨析、疏解。本案病症记述虽然不多，而疏解颇为详尽，分析颇为透彻。研读古人医案，不仅要对医案所记述的病症、治法、方药悉心体会，而且要从中推究其所立治法、所处方药的依据所在。即既要知其然，更要知其所以然，这样才能真正洞察到治疗疾病的精髓所在。

用药先后有序案

职方卢抑斋，饮食素少，或痰壅气喘，头摇目札，扬手掷足，难以候脉。视其面色黄中见青，此肝木乘脾土，如小儿慢惊之症，先用六君加柴胡、升麻而安，以补中益气加半夏而痊。

疏曰：此案责其痰火者有之，责其为风火者有之，果尔面色当红，今云黄中见青，其为木乘土也无疑。独是用药之先后有差者，只黄芪、当归耳，何所取乎？要知先以痰气正盛之时，其归、芪之性滋滞，故未可骤进，安后则恐六君过燥，易以补中益气，虽仍加半夏，有归、芪则不至于燥矣。况补气之后，自当兼和血也。(《薛案辨疏》)

【评议】 本案妙在选方用药先后有序。盖临证治病，不仅要辨证正确，在处方用药时也要综合考虑，既要根据病症的轻重缓急选择方药，也要考虑所选方药于疾病是否有碍，避免因药物的选用不当而使病情生变。

冬不藏精案

汤三三 脉左弱右搏，久有虚损，交春不复，夜卧着枕，气冲咳甚，即行走亦气短喘促。此乃下元根蒂已薄，冬藏不固，春升生气浅少，急当固纳摄下。世俗每以辛凉理嗽，每致不救矣。

水制熟地 五味 湖莲 芡实 茯神 青盐 羊内肾（《临证指南医案》）

【评议】 春生、夏长、秋收、冬藏，自然界之规律也。人应自然而生，下元亏虚，冬不藏固，至春乏生发之气，而见气冲咳甚，行走气短喘促，所以治疗以固摄下元为法。以方测证，如湖莲、芡实之用，患者当有遗精之恙。

外感寒邪哮喘案

王 受寒哮喘，痰阻气，不能着枕。寒

川桂枝一钱 茯苓三钱 淡干姜一钱 五味一钱，同姜捣 杏仁一钱半 炙草四分 白芍一钱 制麻黄五分（《临证指南医案》）

卜十九 哮喘，当暴凉而发，诊脉左大右平。此新邪引动宿邪，议逐伏邪饮气，小青龙法。（《临证指南医案》）

【评议】 以上二例哮喘，均因感受寒凉而发，例1属于新邪外感，治以麻黄汤加味发汗解表，宣肺平喘为主；例2为外寒引动内饮所致，治以小青龙汤解表散寒，温肺化饮。麻黄汤与小青龙汤均出自张仲景《伤寒论》，是临床上治疗支气管哮喘的常用方，但二者的适应证有所区别。麻黄汤的主要功效是宣散束于外表之风寒，故适用于外感风寒，肺气失宣所致恶寒、发热、无汗、头身痛、上逆咳喘等症；小青龙汤的主要功效为解散表寒，温肺化饮，故适用于既有恶寒发热，头身疼痛，无汗，喘咳，身体疼重等外寒束表之证，又有痰涎清稀而量多，胸痞，或干呕，或痰饮喘咳，不得平卧等伏饮内动之里饮证，即“外寒内饮”是小青龙汤证的病理症结所在。在临床治疗时，当根据不同的病症表现而择方选药。

搜逐养正分治案

徐四一　宿哮廿年，沉痼之病，无奏效之药，起病由于惊忧受寒，大凡忧必伤肺，寒入背俞，内合肺系，宿邪阻气阻痰，病发喘不得卧，譬之宵小[①]潜伏里闬[②]，若不行动犯窃，难以强执，虽治当于病发投以搜逐，而病去必当养正，今中年谅无大害，精神日衰，病加剧矣。

肾气去桂、膝，病发时葶苈大枣汤或皂荚丸。(《临证指南医案》)

【评议】　宿哮顽疾，时发时止，久治不愈，这是哮喘病的一个特殊病理表现。“急则治标，缓则治本”，所以哮喘发作急性期，一般以祛邪为主，本例

① 宵小：小人，坏人。
② 里闬（hàn）：指里门。

以葶苈大枣汤或皂荚丸加减治疗水饮攻肺之喘急；缓解期大多以扶正为主，故用肾气丸加减固护元气。

四君子汤治宿哮案

邹七岁　宿哮肺病，久则气泄汗出，脾胃阳微，痰饮留着，有食入泛呕之状，夏三月，热伤正气，宜常进四君子汤以益气，不必攻逐痰饮。气虚

人参　茯苓　白术　炙草（《临证指南医案》）

【评议】 从病案分析，此宿哮系由痰饮留着所引发，而脾胃阳虚，运化无力是痰饮内聚之因，故治疗以四君子汤为主，益气健脾，助脾运而祛痰湿。"宜常进四君子汤以益气，不必攻逐痰饮"，说明此案之治疗，当在哮喘患者缓解期，而哮喘的急性发作期，则攻邪逐饮必不可少。

肺气虚作喘案

姜　劳烦哮喘，是为气虚。盖肺主气，为出气之脏，气出太过，但泄不收，则散越多喘，是喘症之属虚。故益肺气药皆甘，补土母以生子。若上气散越已久，耳目诸窍之阻，皆清阳不司转旋之机，不必缕

治。中气虚

人参建中汤去姜。(《临证指南医案》)

【评议】 肺主气，包括主管呼吸之气和主宰一身之气。司呼吸，是肺的主要功能，肺是实现体内外气体变换的场所。肺之功能康健，则气的升降出入正常有序，反之则病作矣。本案是因于宣泄太过，气散而不收，使肺气虚于内，肺气不足，升降失常，劳烦哮喘等症由是而作。治疗以人参建中汤甘温养脾，补土以生金，俾母旺子健，则诸症皆除。而方中去生姜者，是避免生姜的辛温发散进一步损伤肺气。

膏粱厚味痰浊案

徐四二 色痿䐢疏，阳虚体质，平昔喜进膏粱，上焦易壅，中宫少运，厚味凝聚蒸痰，频年咳嗽。但内伤失和，薄味自可清肃。医用皂荚搜攒，肺伤气泄，喷涕不已，而沉锢胶浊，仍处胸背募俞之间。玉屏风散之固卫，六君子汤之健脾理痰，多是守剂，不令宣通。独小青龙汤，彻饮以就太阳，初服喘缓，得宣通之意。夫太阳但开，所欠通补阳明一段工夫，不得其阖，暂开复痹矣。且喘病之因，在肺为实，在肾为虚。此病细诊色脉，是上实下虚，以致耳聋鸣响。

治下之法，壮水源以熄内风为主，而胸次清阳少旋，浊痰阻气妨食，于卧时继以清肃上中二焦，小剂守常，调理百日图功。至于接应世务，自宜节省，勿在药理中也。肾气不纳

熟地砂仁制　萸肉　龟甲心　阿胶　牛膝　茯苓　远志　五味　磁石　秋石

蜜丸，早服，卧时另服威喜丸，竹沥姜汁泛丸。（《临证指南医案》）

【评议】本处方对于肾阴亏虚，气不摄纳之哮喘，颇为熨帖。案云："喘病之因，在肺为实，在肾为虚"，确是切中哮喘病位、病性之肯綮。证诸临床，"上实下虚"者，临床屡见不鲜。

气喘浮肿案

伊　先寒后热，不饥不食，继浮肿喘呛，俯不能仰，仰卧不安。古人以先喘后胀治肺，先胀后喘治脾。今由气分膹郁，以致水道阻塞，大便溏泄，仍不爽利，其肺气不降，二肠交阻，水谷蒸腐之湿，横趋脉络，肿由渐加，岂乱医可效？粗述大略，与高明论证。肺郁水气不降。肺位最高，主气，为手太阴脏，其脏体恶寒恶热，宣辛则通，微苦则降。若药气味重浊，

直入中下，非宣肺方法矣。故手经与足经大异，当世不分手足经混治者，特表及之。

麻黄　苡仁　茯苓　杏仁　甘草（《临证指南医案》）

【评议】　肺气失于宣降，水道因之阻塞，气逆不降则喘，水湿不利则肿，故气喘浮肿作矣。治疗抓住肺失宣降之主要病因，方用《金匮要略》麻杏苡甘汤加味，以麻黄、杏仁宣肺为主，加茯苓、苡仁运中健脾利湿。本案对世医手足经不分混治之弊“特表及之”，明确肺为华盖，其位最高，治肺之药，以气薄味轻之辛散宣发为要，若气厚味重，则过病所而入中下焦，非其治也。

中满分消治喘案

单　疮毒内攻，所进水谷不化，蒸变湿邪，渍于经隧之间，不能由肠而下，膀胱不利，浊上壅遏，肺气不降，喘满不堪着枕，三焦闭塞，渐不可治。议用中满分消之法，必得小便通利，可以援救。

葶苈　苦杏仁　桑皮　厚朴　猪苓　通草　大腹皮　茯苓皮　泽泻（《临证指南医案》）

【评议】　本例病变的重心在于肺。因肺主通调，下输膀胱，今肺气不降，三焦闭塞，水道不利，气率先水停而为喘满。药用葶苈、杏仁、桑皮宣降肺气；厚朴、猪苓、通草、大腹皮、茯苓皮、泽泻通利水道。《类证治裁》有曰：“大腹皮，丹溪常用之以治肺气喘促，及水肿药中又多用之，盖取其泻肺，以杀水之源。”诸药合用，降肺气，化痰浊，利水湿，则诸症除矣。

辨内伤外感之治案

张三十　幼年哮喘已愈，上年夏令，劳倦内伤致病。误认外感乱治，其气泄越，哮喘音哑，劳倦不复，遂致损怯。夫外感之喘治肺，内伤之喘治肾，以肾主纳气耳。

加减八味丸，每服二钱五分，盐汤下，六服。(《临证指南医案》)

【评议】“外感之喘治肺，内伤之喘治肾”，道明了治疗哮喘当分内伤外感之不同。该例因劳倦内伤而诱发哮喘，故以加减八味丸固肾纳气为治。

老年肾亏失纳案

杨六一　老年久嗽，身动即喘，晨起喉舌干燥，夜则溲溺如淋。此肾液已枯，气散失纳，非病也，衰也，故治喘鲜效。便难干涸，宗肾恶燥，以辛润之。

熟地　杞子　牛膝　巴戟肉　紫衣胡桃　青盐　补骨脂（《临证指南医案》）

【评议】　老年体弱，下元原本亏虚，又有久嗽之患，耗伤元气，气散失纳，动即喘作，故治疗以固摄下元为法。临床治疗老年哮喘，不能见喘治喘，而当结合老年患者的体质特点，择善而从。

身动气促喘急案

翁四二　脉细尺垂，形瘦食少，身动即气促喘急。大凡出气不爽而喘为肺病，客感居多。今动则阳化，由乎阴弱失纳，乃吸气入而为喘，肾病何辞？治法惟以收摄固真，上病当实下焦，宗肾气方法意。

熟地　萸肉　五味　补骨脂　胡桃肉　牛膝　茯苓　山药　车前子

蜜丸。（《临证指南医案》）

【评议】　肺主呼气，肾主纳气，肺肾功能正常，则呼吸畅通，百脉调达，反之，则气机壅塞，诸症蜂起。如肺为邪客，则表现为出气不爽；动则气促，因于肾虚不纳。该患“身动即气促喘急”，且“脉细尺垂”，肾虚证明矣，“上病当实下焦”，乃是治肾虚喘嗽之大法。

病久正虚案

来安县四十六　病起痰饮，渐为嗽喘。外寒遇劳倦即发，发必胸膈气胀，吐出稀涎浊沫，病退则痰浓，气降乃已。凡饮邪皆阴浊凝聚。两年之久，渐渐腹中痞闷妨食，肛门尻骨坐则无恙，行动站立时时气坠，若欲大便，显系肾虚不能收摄。惑于在前见痰治嗽，苟非辛解，即属寒降，乃致酿成痼疾。

肾气汤加紫衣胡桃、沉香汁。（《叶氏医案存真》）

【评议】　该例当为哮喘缓解期的治疗。患者病程已久，正气已伤，渐至腹中痞闷妨食，肛门尻骨有气坠感等肾虚现象，所以治疗以益肾固摄、纳气平喘为主。联系现代临床，喘嗽反复发作，是支气管哮喘的特征之一，尤其是急性期因外感诱发，常以宣肺化痰、止咳平喘方药治疗，但经常反复用此类药物，未免会损伤正气，所以临床治疗支气管哮喘病，在急性发作期以宣肺止咳平喘为主，缓解期（平时）要注意顾护正气，益肾纳气，乃固其本也。

柔阳温肾案

老年冬季喘嗽，是元海不主收摄，冲阳升举，饮邪上泛，阻遏流行，喘嗽愈甚。阅古，都主八味肾气，温养坎中之阳，收纳散失之真，不主消痰清肺，意谓非因六气所致。奈体质不受桂、附，年前议进柔阳通摄，若以建立上中之阳，乃心脾甘温之剂，与下焦不纳无谓。

紫衣胡桃肉　茯苓　补骨脂另用胡桃肉拌蒸晒炒　鹿茸切薄片，盐水浸一日烘燥　肉苁蓉　五味子　远志肉　青盐　柏子霜

蜜丸。(《叶氏医案存真》)

【评议】　老年哮喘，多因肾阳亏虚，纳气失职所致，故温补肾阳为其主要治法也。但临床上也可见一些老年人，由于体质的原因，过于温壮肾阳之药并不适宜，因此在治疗用药上就要进行适当的调整。本例提出的进以“柔阳通摄”，就是针对病患的体质情况而设，故不取桂、附之刚燥，选用血肉有情之鹿茸补肾壮阳，补骨脂、肉苁蓉助鹿茸温补肾阳，胡桃肉、五味子补肾纳气，茯苓、远志利湿祛痰，青盐、柏子霜既能引药入肾，又能润燥。剂型以蜜为丸，适合长期服用。

遗精伤阴哮喘案

王杭州，廿一岁 据述遗精频至，哮喘病发必甚，此肾虚失纳不固，真气散越冲急。少年形瘦，难用温法，当导引入任脉阴海以固之。

龟腹版 人参 芡实 金樱膏 坎气 紫胡桃 五味 黄柏（《叶天士晚年方案真本》）

【评议】 该患肾虚不固，失纳气之权明矣。案中“少年形瘦”句，明确地道出了肾阴亏虚之体质，故“难用温法”，宜益气养阴，固肾纳气之剂为治。方用龟腹版、芡实、金樱膏益肾固精，人参、坎气益气补肾，紫胡桃、五味固肾纳气，黄柏清泄肾中之虚火。诸药合用，共奏益肾固精，补肾纳气之效。

辛温发汗解表案

壬戌初冬，汪右老一仆妇盛使天贵之妻，有七八个月孕，患病半月余。时因县父母在潜口，点保甲，余过其宅，盛使天贵乘便托为诊之，寸脉沉数而紧，余曰：此伤寒失表症也。问其病出，云自某日发热头痛起，至今半月余未退，头与浑身仍痛，又觉虚极气喘，说话气接不来。视其前所服诸方初起发热，因有鼻血，遂云有火，用黄芩、黑参、花粉、山枝之类。继又因其怀孕，疑系血虚热不退，又用养血药。继又因其气喘云是气虚，又用黄芪、白术等药。经历数医，而诸症如故。余视其舌色红紫，鼻珠煽动，余曰：此风寒闭入肺窍，久久不出故尔，作喘非气虚也。幸尔仍发热，邪气可还从表出，否则为害不浅矣。余归与药一剂，用麻黄二钱，羌活一钱，防风八分，细辛三分，苏梗七分，甘草三分，桔梗六分，杏仁八分，生姜三片。服下浑身微汗出，半夜热退，头痛浑身痛俱止，次日遂不复喘，自己亦不叫气虚矣。仍与寻常疏散药一剂，澈其余邪，而半月之病立愈。（《医验录》）

【评议】 病由外感风寒，闭于肺窍，气喘乃作。但诸医不能明辨，或清热泻火，或养阴清热，或益气补虚，均非其治也，所以虽“经历数医，而诸症如故”。幸其仍有发热头痛，浑身酸痛，气喘等表证，病邪尚未入里，故用麻黄、杏仁、苏梗、桔梗，宣肺解表，止咳平喘；羌活、防风、细辛、生姜辛温解表，发散风寒；甘草调和诸药。俾使邪从表散。药后果汗出而愈。本例处方简廉，效验卓著，可见用药不在多，也不在贵，而在于对证投剂耳。

温肺汤治咳喘案

癸亥年九月，汪石老一仆妇，年二十余。极瘦弱，咳嗽，气喘促不能卧，并一步不能移动，已经七日。所服之药，皆系防风、杏仁、麦冬、贝母、桑皮之类，愈服愈剧。偶过潜里，石老邀为视之，脉极数乱，却极绵软无力。其数乱者，乃气喘促之故，其软而无力，则脉之真象也。余断为肺气虚寒，宜用温肺汤，炮姜、肉桂、白术、半夏、黄芪、人参、茯苓、甘草、橘红、桔梗。服一剂，是夜遂不喘，可以安卧，次日即能行走，再剂全愈。愈后数日，小腹下肿出一块，行路有碍，其夫恐生外患，来告余。余曰：前症原属气虚，此症当亦是气虚下陷，非外患也。用补中益气二剂，提之上升而肿遂消。喘嗽之有温肺汤，乃气虚肺寒的对之药，投之得当，无不立效。前此里中有一仆，时发哮喘，发时一连二十余夜不能卧，遇寒更甚。余以此汤投之，彼仆人无参，重用黄芪二三钱，一剂立愈。嗣后将方时刻佩带身边，间一发时，照方市药一剂即愈。又梅村叶兰友兄，亦有此症，壬戌冬月正发，余投以前药，当夜即安卧。连服八剂，半年不发。后一发时，照方服药即愈。后兰老以余方夸示医者，医者茫然不解。未几往雄村治病，病正相合，见前诸医所用之药，悉是黄芩、麦冬之类，喘嗽月余，终不能卧。因以余方试之，一剂取效，始自叹服云：吾行医一世，从不知有此治法。又癸亥十月，余在旌阳应科试，同学汪左观先生，此症忽发，诣余寓索诊。余投以前方。因彼客中无参，亦重用黄芪三钱，市药一剂归寓所。同寓诸友，交口极诋，谓黄芪万不可服，若服黄芪必腰背屈曲，喘嗽倍增。因畏而不敢服，又来见余，余再四劝之服，谓服必取效，归而诸公又劝其勿服，彼踌躇不决。因祷之神，大吉，又卜卦，云天医上卦，药当服。始回寓服之，是夜喘定，嗽止，安卧，始信心再服而旧病获愈。乃知此汤之治肺气虚寒，诚屡试屡验，百发百中者也。不知何故，近来医家，凡遇此症，必用麦冬、贝母以重寒其肺，否则桑皮、白前、苏子以重泻其气，甚至黄芩、花粉使雪上加霜，而病无瘳时矣。若告以当用参芪，则笑为妄诞。告以当用姜桂白术，则畏若砒霜。至使昔贤垂示后人之正法，不能复明于世，无怪乎夭枉者多也。想亦天地气运渐薄故至此耳，悲夫！（《医验录》）

【评议】 本案所治多例喘嗽之患，均以温肺汤加减而愈。温肺汤，原出《严氏济生方》，方由人参、钟乳粉、制半夏、桂心、橘红、干姜、木香、炙甘草八味药所组成。清·徐大椿《医略六书》对本方进行了很好的疏解："肺胃两虚，寒痰内滞而哮发，呕逆大便溏泄，是虚寒从下上也。人参扶元气补肺，干姜温胃气散寒，肉桂暖血温肺，钟乳温肺镇逆，半夏燥湿化痰，橘红利气除痰，木香调中气以和肺胃也。俾寒散气充，则肺胃不虚，何虑哮病不除，呕泄不退乎?"故认为本方为"虚寒哮病之专方"。本案中也强调："喘嗽之有温肺汤，乃气虚肺寒的对之药，投之得当，无不立效。"而投之得当确为关键，由于本方为温散寒邪为主，故凡肺热咳喘非其所宜。

急则治标案

松江王孝贤夫人，素有血证，时发时止，发则微嗽，又因感冒变成痰喘，不能著枕，日夜俯几而坐，竟不能支持矣。是时有常州名医法丹书，调治无效，延余至。余曰：此小青龙证也。法曰：我固知之，但弱体而素有血证，麻、桂等药可用乎？余曰：急则治标，若更喘数日，则立毙矣。且治其新病，愈后再治其本病可也。法曰：诚然。然病家焉能知之？治本病而死，死而无怨；如用麻、桂而死，则不咎病本无治，而恨麻、桂杀之矣。我乃行道之人，不能任其咎。君不以医名，我不与闻，君独任之可也。余曰：然，服之有害，我自当之，但求先生不阻之耳。遂与服。饮毕而气平就枕，终夕得安。然后以消痰润肺，养阴开胃之方以次调之，体乃复旧。法翁颇有学识，并非时俗之医，然能知而不能行者。盖欲涉世行道，万一不中，则谤声随之。余则不欲以此求名，故毅然用之也。凡举世一有利害关心，即不能大行我志，天下事尽然，岂独医也哉？

雄按：风寒外束，饮邪内伏，动而为喘嗽者，不能舍小青龙为治。案中云感冒是感冒风寒，设非风寒之邪，麻、桂不可擅用。读者宜有会心也。（《洄溪医案》）

【评议】 该例小青龙证无疑，只是在选方用药上的取舍。徐氏辨证正确，根据患者病症的轻重缓急，采用急则治其标的原则，对新病、重症，则以祛邪为主，邪去而再予治其本，故选用小青龙汤辛温解表，温肺化饮治疗其痰喘日夜端坐不能著枕之急症，然后以消痰润肺，养阴开胃之方调治其素有之痰饮血证而收功。

值得一提的是，该例前医明知是小青龙证，但惧其素有血证之体不能承受麻、桂之辛温，并担心由此而影响到自己的声誉，故调治无效。徐氏不以名利为求，而是以患者的病情需要出发，有是证即用是药，取效迅速。这也充分体现了医者的高尚医德，对医患关系紧张的今天，具有积极的教育意义。

巧法服药治喘案

观察毛公裕，年届八旬，素有痰喘病，因劳大发，俯几不能卧者七日，举家惊惶，延余视之。余曰：此上实下虚之证。用清肺消痰饮，送下人参小块一钱，二剂而愈。毛翁曰：徐君学问之深，固不必言，但人参切块之法，此则聪明人以此玄奇耳。后岁余，病复作，照前方加人参煎入，而喘逆愈甚。后延余视，述用去年方而病有加。余曰：莫非以参和入药中耶？曰：然。余曰：宜其增病也。仍以参作块服之，亦二剂而愈。盖下虚固当补，但痰火在上，补必增盛，惟作块则参性未发，而清肺之药已得力，过腹中而人参性始发，病自获痊。此等法古人亦有用者，人自不知耳。于是群相叹服。(《洄溪医案》)

【评议】 中医中药治疗疾病，不仅在剂型上有汤、丸、膏、丹、散等不同，即使在服用方法上也非常有讲究，根据不同的疾病，在服药时间、服药方法、服药的量等各有区别。人参切块送服，“作块则参性未发，而清肺之药已得力，过腹中而人参性始发”，寓意甚深，但患者不识此服药之良法，反认为是医者“玄奇”，至病复发时，仍以前方但将人参入药中煎服，结果“喘逆益盛”，改用原法后，迅即获愈。徐灵胎说：“病之愈不愈，不但方必中病，方虽中病而服之不得其法，则非特无功，反而有害……”。确是阅历有得之见，对当今临床仍有重要指导作用。

邪闭痰结涌泄案

施沛然治阮二华室，患哮喘过用凉剂，痰上壅，面目浮黄而肿，每昏晕则形静若死，苏则齁鼾之声闻于外庭，医者望而却走。诊其六脉沉滑而弱兼紧，病得之冬伤于寒。《经》云：形寒饮冷则伤肺。古人治此病，必用麻黄轻清辛散之剂。若投以寒凉，则邪气闭痼而不得泄，痰日胶结，上焦之气壅而不宣。乃用通关散涌其痰涎，凡三涌而痰气始清，喘息始定。后以三拗汤兼导痰汤出入调理，月余而安。《局方》三拗汤：麻黄不去节、杏仁、甘草各等分，生姜五片同煎。《局方》通关散：川芎一两，细辛五钱，甘草、川乌、白芷、抚芎各二两，龙脑、薄荷叶两半。上为细末，每服一钱，葱白、茶清调下，薄荷汤亦得。（《续名医类案》）

【评议】 本例所治，妙在以通关散涌泄痰涎。患者邪闭于肺，痰涎壅塞，气道不通，所见或昏晕，或喘急声重，若不急涌动其痰，非但清道阻塞喘逆愈甚，且药不能达其病所而罔效，所以治疗先用通关散涌泄胶固之痰涎，继以三拗汤合导痰汤发散风寒，宣肺豁痰而收功。

脾肾阳虚痰喘案

冯楚瞻治司文选，素患痰喘，发则饮食不进，旦夕不寐，调治数月不效。脉之，两寸少洪，余皆沉弱，其右关尺微细更甚。乃命门之火衰极无根，虚阳上浮，且服克削，脾元亏损，致痰涎益甚，虚气愈逆。以炒黄白术八钱，固中气为君。炒燥麦冬三钱，清肺引气降下为臣。炮姜二钱，温中导火；牛膝二钱，下趋接引；五味子一钱，敛纳收藏，并以为佐。制附子一钱五分，承上药力，直达丹田为使。如是数剂，痰退喘止，食进神强，久服八味丸不再发。

冯氏治病，大半皆是此种药，真景岳、立斋嫡派，而其用药更狠。尝见一酒客病喘，医以此法施之，大喘而死。误补与误攻，厥罪固维均也。（《续名医类案》）

【评议】 此例脾肾阳虚，水湿不化，积湿生痰，痰阻气逆，发为痰喘，故用温中暖肾，降气平喘之剂而愈。若非脾肾阳虚，本法并不适宜，正如原按所说：“尝见一酒客病喘，医以此法施之，大喘而死”。所以临床务必辨证正确，对证下药，以免犯虚虚实实之戒！

肾阴不足虚喘案

张飞畴治韩顺溪内子，患喘症月余，服破气宽胸、豁痰清火等药不效，发表利水亦不应，其痰转急，稍动则喘，难以休息。诊之，六脉细数，而面赤戴阳，用大剂六味地黄丸作汤，加青铅两许，一服而缓，三服而安。(《续名医类案》)

【评议】 本例据症参脉，显属肾阴下亏，虚阳上浮所致，方用六味地黄汤滋阴补肾，以固根本之虚；青铅镇逆坠痰，以治痰喘之标。清《证治宝鉴》“青铅六味饮”，即六味地黄汤加青铅而成，原治由纵欲而竭其肾真，阳元阴腾或阴伤阳越所致的吐血。本案用以治喘，乃“异病同治”是也。

清上补下治久哮案

一人自幼患哮喘之症，每遇寒即发，发则喘急咳嗽，痰涎上涌，久不瘥，已成痼疾。与甘、桔、芩、连、栝蒌、贝母、二冬清肺，合六味补肾为方，名清上补下丸，服一料全愈。(《续名医类案》)

【评议】“上实下虚”是哮喘的重要病理机制，本例上焦肺有痰热蕴结，清肃失司，下焦肾阴亏虚，纳气无权，故治疗以清肺化痰以祛邪，滋固下元以扶正，乃标本兼治之法。

灸膏肓穴案

王叔权治一贵人久患喘，夜卧不得而起行，夏月亦衣夹背心，知是膏肓病也，令灸膏肓而愈。(《续名医类案》)

【评议】 案中所指的“膏肓病”，与病入膏肓的含义不同。王氏用灸膏肓穴的方法治疗久喘而愈。膏肓穴是足太阳膀胱经的常用腧穴之一，位于第4胸椎棘突下，旁开3寸。是主治虚劳及各种慢性疾患的要穴，现代常用于治疗支气管炎、支气管哮喘、乳腺炎、各种慢性虚损性疾病。

针刺肺俞愈喘案

若不因痰而喘者，当灸肺俞。凡有喘与哮者，为按肺俞无不酸疼，皆为缪刺肺俞，又令灸而愈。亦有只缪刺不灸而愈者，此病有浅深也。

舍弟登山为雨所抟，一夕气闷几不救。见昆季①必泣，有欲别之意。疑其心悲，为刺百会不效。按其肺俞，云疼如锥刺，以火针微刺之即愈。因此与人治哮喘，只缪刺肺俞，不刺他穴。惟按肺俞酸疼者，然后点灸，其他穴非是。(《续名医类案》)

【评议】 肺俞穴属于足太阳膀胱经，为足太阳膀胱经循行路线上位于背部的背俞穴之一，是治疗肺脏疾病的要穴。缪刺法，为古代刺法名词。是指在身体一侧（左或右侧）有病时，针刺对侧（右或左侧）穴位的一种方法。临床治疗呼吸系统疾病时，如上呼吸道感染、气管炎、支气管哮喘、肺炎等，可选择肺俞穴，用针刺或灸的方法，常常能获得满意的疗效。

五味子汤治寒喘案

滁阳高司法，名申之，每苦寒喘痰发甚时，非此药不能治，方名五味子汤。用橘皮三两去白，甘草一

① 昆季：兄弟。

两半炙，麻黄四两去根节，五味子二两，杏仁二两面炒，去皮尖。上为粗末，水一盏半，药末两大钱，煎至七分去渣，通口服，不拘时候。如喘甚加药末，入马兜铃、桑白皮同煎，夏服减麻黄一两。《医方集成》医说篇（《续名医类案》）

【评议】 五味子汤出《是斋百一选方》，是专门治疗寒喘之有效方。方中麻黄发散风寒，止咳平喘；杏仁、橘皮宣肺化痰，降逆平喘；五味子敛肺止咳平喘；甘草祛痰止咳，调和诸药。喘逆甚者，加入马兜铃、桑白皮，增强泻肺平喘的作用。夏天阳气大开，以防疏泄太过，所以麻黄减用。

健脾利湿化痰案

陈三农治一人，极言痰气作楚，喘急而不能食，遍体作痛。服清气化痰药，无异服水，何也？曰：岂止无益？反受害矣。肥人气居于表，中气必虚，脾弱不能胜湿，气虚不能健运，是以多痰而喘。以四君子加南星、半夏，佐以姜汁，数剂而愈。（《续名医类案》）

【评议】 哮喘的发病与肺脾肾三脏有密切的关系。脾为贮痰之器，脾虚不能运化水湿，停湿为痰，痰滞于内，则为哮喘病之宿根。本例即为脾虚失运，痰浊内泛所致，故以四君子汤益气健脾为主，加入南星、半夏燥湿化痰降逆。《金匮要略》曰："病痰饮者，当以温药和之"，故佐以辛温之姜汁温通阳气，宣化水湿。全方合用，脾健湿化而痰涎自消，故数剂即愈。

寒包热案

朱丹溪治七三婶喘，遇冬则发。此寒包热也，解表则热自除。枳壳三钱炒，麻黄、防风、黄芩、桔梗各二钱，木通一钱半（通利九窍，治肺壅甚当），紫苏叶五分，四帖，煎取小半盏饮之。(《续名医类案》)

【评议】"寒包热也"，此句明确了患者素有内热，感寒后内热被外邪所包，发越不能，所以治疗当解散其表邪，"解表则热自除"矣。案语虽短，但句句珠玑，故研读古人医案，当细心玩味。此方乃仲景麻杏石甘汤之变法。

药简力专治喘案

刘清江曰：先君尝施喘药，盖用麻黄三两，不去根节，汤浴过，诃子二两，去核用肉，二味为尘末。每服三大匕，水二盏，煎减一半，入腊茶一钱，再煎作八分，热服，无不验者。后于彭子寿侍郎处传一方，用新罗参一两作细末，以生鸡子清和为丸如梧子大，阴干，每服百粒，温腊茶清下，一服立止。尝见知临江叶守端向言其祖石林病此，专服大黄而愈。其尊人①亦苦此疾，乃纯用附子，至某则非麻黄不可。然则又观其所禀如何，且自谓其女幼年已喘，传至四世，而用药皆不同。刘昌诗，字与号清江。《芦浦笔记》。雄按：一脉相传，病情如此，世之执死方而治活病者，皆盲医也。（《续名医类案》）

【评议】 治疗喘症，有用麻黄者，有用人参者，有用大黄者，或用附子者，皆药简力志而取效，实乃各个患者病症、体质不同，甚或疾病的阶段不同，而选药择方有别。中医治病，强调辨证论治，有是症而用是药，药与症对，一味即可。

虚喘治愈案

吴性全幼即病喘，儿医与枳、桔、橘、半、桑、

① 尊人：称谓。对父母或长辈的敬称。

杏、前、苏之属，伤其肺气，遂成痼疾。每发必沉绵床第，淹旬浃月。年十七，余诊之，令服重剂肝肾药，加沙参、蒌仁、麦冬之类。自是发渐轻，或数月一次，仍以前方加减，不过数剂即霍然，近则终年亦罕作。余治喘多矣，多以此法取效。盖虚喘者十之九，实喘者十之一也。(《续名医类案》)

【评议】 此例病喘反复发作，久病伤气，又加药损，转为虚喘，故用益肝肾、清肺痰之药加减而愈。但其“虚喘者十之九，实喘者十之一”句当斟酌，并不是说哮喘病大多属虚证。盖因其常反复发作，会损及正气，所以说“虚喘者十之九”，这也提示我们临床治疗反复发作的哮喘应考虑正气的损伤，不能一味用逐痰平喘药，要时刻注意顾护正气。

不慎口病复案

张司阍年六十余，嗜饮病喘，吐痰无算，动则齁船，抬肩倚息。或与杏仁、枳壳、苏子、前胡之类，十余剂喘益甚，枯瘠如鬼，辞不治矣。余与二地、二冬、米仁、蒌仁、沙参、杞子、枳椇子、女贞子等，八剂全愈。戒其勿饮，初稍节，久仍纵恣，年余复

作。左脉如按琴瑟弦，此真脏见也，不与药，月余而殁。(《续名医类案》)

【评议】 高年病喘，正气内虚，痰饮内伏，故以清肺化痰之剂为治不愈，改用益肾养阴，利湿化痰之剂调治而安。嗜饮之体，痰浊内生，病虽全愈，仍当戒其饮以杜宿根，但患者不谨其禁，耗伤正气，致病复而不治，此《伤寒论》所谓“食复”是也。方中枳椇子能解酒毒。

发时开太阳平昔补肾气案

冷哮气喘急数年，根深沉痼，发时以开太阳逐饮，平昔用肾气丸加沉香。(《扫叶庄一瓢老人医案》)

【评议】 “急则治其标，缓则治其本”，此之谓也。

冬病夏治案

幼年哮喘，是寒暄失时，食味不调，致饮邪聚络。凡有内外感触，必喘逆气填胸臆，夜坐不得卧息，昼日稍可展舒，浊沫稀涎，必变浓痰，斯病势自缓，发于秋深冬月。盖饮为阴邪，乘天气下降，地中之阳未生，人身藏阳未旺，所伏饮邪，与外凉相召而窃发矣。然伏于络脉之中，任行发散攻表，涤痰逐里，温补，与邪无干，久药不效。谓此治法，宜夏月阴气在内时候，艾灸肺俞等穴，更安静护养百日，一交秋分，暖护背部，勿得懈弛。病发之时，暂用汤药，三四日即止，平昔食物，尤宜谨慎，再经寒暑陶溶，可冀宿患之安。发时背冷气寒，宜用开太阳逐饮。

青龙法。(《扫叶庄一瓢老人医案》)

【评议】“冬病夏治”是中国传统医学的一个重要特色，就是根据“春夏养阳，秋冬养阴”的理论，利用夏季气温高，机体阳气充沛的有利时机，调整人体的阴阳平衡，使一些宿疾得以恢复。常用于治疗某些属于虚性、寒性的疾病，如慢性支气管炎、支气管哮喘、体虚易感、虚寒性的骨关节病等，达到标本兼治、预防保健的作用。该例即是采用冬病夏治的方法，夏季用艾灸肺俞等穴，入秋做好防寒保暖，平时注意饮食调节，多种方法防治哮喘病的发作。目前，“冬病夏治”疗法已在全国各地广泛的开展，但在冬病夏治疗法的同时，如何护养正气没有得到充分的重视，影响了冬病夏治的疗效，应当引起医患双方的重视。

阴虚火逆喘嗽案

曹亲母安人，年已四旬，嗽急而喘，颊赤鼻煽，片刻不能伏枕，每日约进稀饭碗许，肌瘦便泄。前医率用滋阴泻火，不顾元气之虚，故病日以深。此皆王氏《明医杂著》一偏之见，印定后人耳目，其贻患至今不息，良可悯也。今脉虚软而数，遂与《金匮》麦门冬汤，人参、炙粉草、麦门冬、半夏、北五味、茯苓、大枣、粳米，以甘补母，喘泄俱减，饮食亦入。一月后，偶尔劳动，痰喘复作，又不得卧，前方加百合、阿胶，是夜安寝，月余即愈。(《赤厓医案》)

【评议】《金匮》麦门冬汤证云："火逆上气，咽喉不利，止逆下气者，麦门冬汤主之。"火逆上气，是指虚火上逆，肺失肃降，故令气逆。而"虚火"的形成，是由肺胃阴亏，阴不涵阳使然。汪氏根据本例哮喘的病因病机，运用麦门冬汤加味补脾养肺、降逆平喘，方证合拍，是以收效甚佳。

补虚治本案

方赞武兄，暑月病哮，从淮来扬就医，喉中痰喘，汗出不辍，夜不能上床而卧，医莫能疗。切其脉，右寸浮滑，尺中带洪，因思哮之为病，发时固宜散邪，今气从下逆上，行动则喘甚。盖病久则子母俱虚，肾气不能收摄，亦上冲于肺，是虚为本，而痰为标耳。用人参、熟地黄、北五味、橘红、阿胶、半夏、茯苓，治之不半月而平。(《赤厓医案》)

【评议】“急则治其标，缓则图其本”，是中医治病的基本原则之一。哮病的病位常关乎肺、脾、肾三脏，所谓“肺为贮痰之器，脾为生痰之源，肾为纳气之根”是也。汪氏深明此理，故认为“发时固宜散邪”，发作既缓，又当健脾益肺，补肾纳气为治本之治。案所云：“是虚为本，而痰为标”，即此意也。

阴阳离决喘脱案

吴廷壁翁大公郎，年及壮，体质丰腴，秋间患疟后，气即喘促，已经一月。医用六君子汤不应，复自汗出。予切其脉，而告之曰：尺脉无根，元神已败，且汗出不止，喘而不休者死，何以药为。坚请力救，乃用人参、附子、北五味、大熟地、龙骨，服后喘息稍缓，已而复甚。予曰：补而不应者死。遂辞不治。未几遂卒。同时郑峙漪先生夫人、程宝盘翁，皆以病疟而脱，予存此案，以见疟之一症，人皆视为泛常，不知或气血亏损，正不胜邪，或阴阳脱离，状类疟作，而医率以疟治之，其变多有如是而不可以救药者。故见微知著，而辨之于早也。（《赤厓医案》）

【评议】 本案起于疟后，气喘反复月余，并尺脉无根，汗出不止，均属元神败坏，阴阳离决，去死不远，虽经力挽，终不能应。汪氏录此，告诫后学临证务必“见微知著，而辨之于早也”，否则，易致阴阳离决之死证。

凭脉辨证治喘案

朱姓，水邪射肺，喘急不得卧，前医投以苏子降气罔效，投麦冬、五味、沙参增剧。盖伊等初诊，以为肺邪有余。及不效，又见汗多，脉沉小，则认而为虚议补。不知汗多，乃因肺窍不利，阳不卫外，其沉小，正水饮之脉，乃用：

葶苈　桔梗　桑皮　胆星

一服而卧，调理半月全安。盖诸人为脉所误，而予之认定不疑者，亦即在右部寸脉也。（《黄澹翁医案》）

【评议】 该例喘急不得卧，前医或以降气平喘之剂治之，或认作虚而用补益之剂治之，均罔效。《濒湖脉学》沉脉“主病诗”曰：“寸沉痰郁水停胸”，据此，黄氏根据患者“脉沉小”，认为此“正水饮之脉”，故改用泻肺平喘，利湿化痰之剂治之而愈。

水沸为痰案

治江西广信府铅山县车盘张敬亭水沸为痰案四十八岁

乾隆己酉秋，余在铅山县车盘，有一姓张字敬亭者，病患痰气上涌，喘如雷鸣，痰则雪白如银，涌如泉出。其痰来势不同。诊其六脉，洪数有力，而左独甚。脉见不错。问其饮食，亦不甚思，口亦不渴，惟舌多苔而滑，肚腹自脐至胸，其热异常，反复颠倒，夜不克卧。医者每执痰白属寒，应进广、半、川朴化痰。余曰：非也，一服则命不可保矣。凡审病症，须兼众症与脉同审，不可专指痰白一症为论。若痰白而见气缓不促，脉数无力，及脉软滑，其白应作寒看，今则六脉皆数，非火如何？又痰白而见胸腹不热而和，其痰之白，亦作寒看，今竟自脐至胸，有如火烙，非火如何？又痰气喘不急，痰出甚缓，其痰之白，亦作寒看，今竟喘如雷鸣，细玩急迫之极，非火又如何？正如釜下火急，釜中之水被火逼迫上浮，沸为白沫，斯时若不扬汤止沸，何以止其火势上浮之暴？故宜急用六味地黄以滋肾水而收火浮。当服一剂而痰仍沸，又服一剂而沸略消，更服一剂以至多剂而痰之沸始除。但白痰之症，属寒居多，属火甚少，苟能如此分辨，则是寒是火，自不致有鱼目之混。噫！医之道微矣。

白痰属寒，人所皆知，但不兼察众证，何以知痰之白即是火迫水沸？吾父每审难症，多从兼症讨出消息，学者当自思之。男省吾。(《锦芳太史医案求真初编》)

【评议】 本例喘症，虽然痰白量多，但其余所见诸症，皆痰热为患，所以治疗以滋阴降火收效。在临床治疗中，要对四诊的信息综合分析，脉症合参，不可仅凭某一病症而妄作判断，否则动手便错。原案省吾所评极是。

气喘身热案

治族字廷彦之子字逊玉气喘身热案六四

枳壳、桔梗、杏仁，止治风寒伤肺及或外邪内结于胸，症见喘咳而设。若使喘由内虚，其气自脐而奔，不由胸发，则治当自内平，不可外解。余于乾隆乙未孟春，治余族侄字逊玉气喘一症，初邀余治，审其气急确不由胸而发，自昼至夜，睡皆用被衬背靠被而坐，而不可以平仰。气则自脐下奔，身则壮热不退，胸则随气上筑，声如拽锯，脉则洪大而滑，两寸与关尤胜。索其所服之药，皆是枳壳、羌、防及杏仁破气之品，则药与病左，而症滋甚。且细审其饮食，则半粒不入，口则喜饮热汤，而冷不喜，舌则苔白而滑，知其虚重在火，而次在水，况肾化源亦亏，肺则燥裂不润。因用自制六大暖胃饮，内除半夏，加白芍、牛膝、车前、补骨脂、五味、麦冬煎服，服之病随药减，而睡自可平仰无事矣。愈后渠问此气自何而生？余曰：天地止此一气以为磅礴，人身止此一气以为运用。若天地无气，则三光不明，五岳失坠。人身无气，则形气寂灭，有死而已。昔轩岐谓：人诸病，皆因于气。又曰百病皆生于气，遂有九气之名。如有所怒，致气逆而不下，其症必见呕血餐泄，煎厥薄厥阳厥，胸满胁痛，喘渴心烦，消瘅肥气，目暴盲，耳暴闭，其筋缓，发于外为痈疽。怒伤肝。喜则气和志达而营卫通，其症必见为笑不休，其毛革焦，为内气、为阳气不收，甚则为狂。喜伤心。悲则心系急，肺怖叶举，而上焦不通营卫不散，其症必见阴缩，气并于肺而肝木受邪，金太过而肺亦自病，热气在中而气消。悲伤心肺。恐则精神却，却则上焦闭，闭则气迁而下焦胀，其症必见伤肾。肾属水，恐则气并于肾，而心火受邪，水太过而肾亦自病。恐伤肾。寒则腠理闭而气不行而气收，其症必见伤形，形属阴，寒胜热则阳受病，寒太过则阴亦自病。寒伤形。热则腠理开，营卫通，汗大泄而气泄，其症必见伤气，气属阳，热胜寒，则阴自病，热太过则阳亦自病。热伤气。惊则心无所依，神无所归，虑无所定，而气乱，其症必见伤胆，胆怯则内有怵惕，如人将捕，眼慌不能以振，手握神昏，气不克呼，声不克作。惊伤胆。思则心有所存，神有所归，气留不行而结，其症必见伤脾。脾属土，思则气并于脾，而肾水受邪，土太过则脾亦自病。思伤脾。劳则喘息汗出，而外皆越而气耗，其症必见喘渴自汗，身热心烦，头痛恶寒恶食，脉大而虚。劳伤气。凡此九气，所见不同，而究气之源发于肾，出于肺，统于脾，护于表，行于里。又曰：人身有宗气、营气、卫气、中气、元气、胃气、冲和之气、上升之气，而宗气尤为之主。其曰宗气、元气，即气之发于肾也。曰中气、胃气、冲和之气，即气之统于脾也。曰上升之气，即气之出于肺也。归结仍是肺脾肾。曰卫气，即气之护于表也。曰营气，即气之行于里也。

盖气周流一身，出入升降，昼夜有常，曷常有病。是以圣人啬气，持为至实，庸人役物，反伤太和，加以六淫外感，气失其常而病斯作。是以景岳立论以治七情之法，则以悲哀苦楚之言以治怒，欢喜谑浪之言以治悲，死亡恐怖之言以治喜，污辱欺诳之言以治思，更相互制。其治六淫，则以苦寒以治风、火、暑、燥，辛热以治寒、湿。其辨七情六淫虚实，则统于形强气壮，胸高气喘，痞满壅热，口燥舌干，声暗刺痛不休，痛不走移拒按，两胁胀满，面色青黄，暴怒气厥，不省人事，脉见实数滑大，气逆汗闭不出，闭结发渴喜冷，胀而能食，气兼头痛发热，恶寒身热，皆作实看。如其形瘘气怯，心下悬空，神气解散，畏寒口冷，舌润声低，痛无定处喜按，久病懒语，神昏不敛，脉来虚迟涩小，气短，汗出不止，泄泻燥渴喜温，胀而不食，腹痛自利，无热无寒，手足厥逆，皆作虚看。归结仍是虚实二字贯串。兹贤侄病见之气，即是肾气上奔之气也。今定是单无错，越日告病服药有应，因述气病之论以晓同气。

疏出正气病气根源，犹在临症之时，将此虚实二字逐一分剖，方无错误，至于逊玉所沾是病，原是肾气上奔，并非风寒外感，吾父临症即知，故尔治之即效。男省吾识。(《锦芳太史医案求真初编》)

【评议】“枳壳、桔梗、杏仁，止治风寒伤肺及或外邪内结于胸，症见喘咳而设。若使喘由内虚，其气自脐而奔，不由胸发，则治当自内平，不可外解。”点明了虚实两种喘证的不同治法。《临证指南医案·喘》也曰：喘证“在肺为实，在肾为虚”。关键是要辨明喘证的虚实。该案病喘非外感而发，乃肾气上奔，故前医用宣肺散邪之品治之而药与病违，黄氏改以补肾降逆平喘之剂则病随药减，治之愈也。

气机的升、降、出、入是人体生命活动的基本形式。《素问·六微旨大论》曰：“出入废则神机化灭，升降息则气立孤危。”本案还进一步论述了气的重要性，并通过怒、喜、悲、恐、寒、热、惊、思、劳九气所伤病症对昔贤“人诸病，皆因于气”及“百病皆生于气”的观点进行了详细的阐述，也阐明通过情志、气味等多种方法纠正气之偏颇，最终以虚、实二字归纳总结。强调气病特征，临证分虚实之治，可谓独具匠心。原案省吾之评言简意赅，切中肯綮，值得品味。

肾气上奔误治案

治新城县州同姓杨号权也肾气上奔将脱危案六八

病有由于上起而症反见于下者，最不可用治下之药以降；病有由于下起而症反见于上者，又不可用治上之药以提。此理甚明，人何不晓？岁嘉庆丙辰冬腊，余在府城所治中外之病，人所共知，时有权翁因食烧酒过度，痰气上逆，昏迷不省，复有城中医士心粗气浮，见其气奔痰涌，两肩高耸，便是肾气上奔。进用附、桂、姜、半，未尝不是，独惜参用桔梗、白附、天麻、僵蚕、贝母等药混同妄进，而桔梗用至一钱五分之多，吾不知其意义奚似，其颠倒错乱，殆有若是之甚者耳，以至气喘大汗，胸膈痰响如雷，人事不知，手则寻挟不定，脉则细如丝发。余谓技艺不精，何苦如斯。独不观《经》有云：诸上者不宜再上，再上则飞越矣；诸下者不宜再下，再下则寂灭矣。今气既见上奔，复以桔梗升提之药再进，其不飞越而死者鲜矣。余见是症是脉，危迫之极，姑用姜、附、苓、半之药以投，外加沉、故、五味，使引痰气归肾，以救桔梗上升之失。渠家问余此病尚可治否？余曰：此病已剧，急治或可以愈。诸各亲友见余言词甚危，强留余饭未允，病家亦见病急，一面着人出于城东商议信通于家，一面着人急于药铺买药。幸药一服而病减，再服三剂而胸痰不响，心亦渐明，脉亦渐平，而气得其所归而不复起矣。次日请余复诊，渠见余用一指独施，渠谓诊脉原是三部，应用三指并诊，如何专用一指？余曰：余用一指，今已有书，非敢妄用，独惜今人闻见有对而不晓耳。渠曰：昨病昏迷不知先生曾为余诊，兹幸先生施治，心明而始知焉。余见六脉已如平人，但渠坐之既久，语话尚有未甚清晰之处，复于原单重加附、半以投。越一日渠因女归期迫思归，复召余商在途所服之药。余问途归尚需几日可以赴家？渠曰：不过三日即至。余恐在途或有冒感而症复发，遂于原单酌加姜、葱，每日进服一剂。奈有先治之医，犹望是病不愈，或得前愆自盖。讵知病已在途逐日渐减，以致是非益明，而有万莫辨者矣。

肾气上奔，妄用桔梗升提奔越，不惟病症不明，亦且药性不晓，吾父换用沉故五味下降，效立见奏，始知伊被先医之误。男省吾识。

桔梗协同枳壳并用，则药一升一降，自不致有升提上奔之势，若药不用枳壳单用桔梗，务必认症与脉明确，方不偾事。不信但看吾师之治伊之元孙大小便闭，而用一分桔梗，其效若是之捷，真有不可思议者矣。门人张廷献。(《锦芳太史医案求真初编》)

【评议】 本为肾虚气逆之喘嗽，前医在治疗时，辨证不确，妄用桔梗等升提之品，使气喘愈甚而几近毙命。黄氏见症甚危，立易其方，减去升提之药，而用沉香、故纸、五味等药，既救前药乱升之误，又助肾气归原，药后病减，遵此法调治而安。“病有由于上起而症反见于下者，最不可用治下之药以降；病有由于下起而症反见于上者，又不可用治上之药以提。”

临证用药，切不可混淆。

肾之阴阳双调案

治同县仙五都小河祝连章长子某气喘咳嗽案七十一

气喘咳嗽，非尽外感可用枳、桔、二陈开提肺气以除寒结，亦有由于肾气虚损，气不归肾，以致逆而上升，喘咳不宁。但人止知肾有其一，谓肾即指肾水，而不知肾有火。盖肾水衰而不归位，则水浮泛于上而寒作；火衰而不归位，则火浮泛于上而热生。水火既浮，则气自不下归，并挟脾胃湿饮而致喘嗽无已，寒热靡定。此症本非由于外感而实等于外感无异，医将何以辨其是真是伪而竟敢用引气归肾之味乎？设因外感误服，必致引邪入肾，而病竟无愈期。岁乾隆辛未，余因家务孔迫[①]，医久思废，适值同乡仙五都小河祝连翁家长男某病喘咳，日夜不宁，寒热交作，两边头痛，二便不通，绝似外感。渠属村居，医药不便，偶逢余自连翁之兄君翁家来，招余就诊。余见其气奔迫，两肩抬耸，已知非属外感之象矣。又察其脉，两尺甚弱，两寸甚洪，又知气是上升而不下

① 孔迫：很急。

降之候。并察饮食无恙，寒热随气盛衰无定，而二便不通，两边头痛，委是气升不降之谓。若以开提肺气施治而用枳、桔，则惟有损无益，而气奔迫不宁；若以寒热交作两边头痛施治而用柴胡、川芎，则左阴被升，而气益促；若以二便不通而用苦寒下降施治，则二便有若铁石而水泄不通。惟据现见之脉，以合现见之症，则病上实下虚，洵属无疑。书曰：不治其虚，安问其余？但脉尺弱寸盛在右，症独见热，则恐劫其元阳，引其右气下降。尺弱寸盛在左，症独见寒，则恐伤其元阴，引其左气下行。今据左右皆见，寒热并有而无一定，岂非肾水肾火俱虚，而为上盛喘嗽之症乎？余用五味子三十粒，故纸六分，沉香三分，志肉五分，以安右部之肾；龙骨一钱，川膝一钱，车前四分，龟板一钱，以安左部之肾。使其左右二肾之气皆归原宅而不上奔。故服一剂而喘咳俱除，头痛寒热俱去，一夜安静而卧，次早服一剂而二便俱通。此气上下升降，一有偏倚胜负，则病立见，一有安靖抚绥，上下克协，则治无不安祥而顺矣。此惟大家医士始知，而近世涉猎糊口其曷知焉。

一水一火，二气自下上奔，症见寒热俱有，稍不通晓病机，混作外感症见寒热开提，其错实甚。男省吾识。

气要二气协和，又要上下均匀，一有偏胜，则病立见。此案肾之阴阳俱亏，不能收摄归位，故尔两肩抬耸。又诊见两尺微弱，两寸洪极，自当引其下行为正方是。血侄绍音。（《锦芳太史医案求真初编》）

【评议】 原案省吾、绍音的评议能道出本证的病理症结和治法要点，并对正治误治进行勘比，使人启发良多。方以破故纸、五味子等温肾纳气，牛膝、龟板等补肾潜阳，阴阳双补，“使其左右二肾之气皆归原宅而不上奔”，对肾阴肾阳俱虚而引起的喘证，颇有参考价值。

伤寒喘嗽案

治山东兖州府汶上县马庄集姓刘字继周伤寒喘嗽案一百六

伤寒寒塞于肺与伤寒寒结于膈，皆有痰见，而痰却与胃之痰湿不同。如寒塞于肺者，则有喘哮之症可察，治宜仲景麻黄汤。结于膈者，则有嗽而不出之象，治宜枳梗二陈汤。若痰湿在腑，则痰一咳即出，治宜仲景小半夏汤。医者须细如此分辨，若分见分治，合见合治。岁乾隆甲子，余同余父上此，夜宿由东兖州汶上，有附近马庄集姓刘名继周者同歇，继周病患咳嗽，唤余为彼诊视。余诊六脉浮大而数，气甚喘哮，嗽则胸膈若有所阻，必尽一嗽而痰始出，间或胃有湿痰，一咽可以即至。余知其人脏阴，诸痰症见，治法莫遗，因索先医药单，乃有一医进用仲景小半夏汤而遗喘哮胸结，又有一医进用枳桔二陈汤而喘哮仍遗，更有一医悖谬进用甘露饮。统而论之，凡医止有数方以为轮用，而仲景麻黄汤竟不敢投。余于是病通同酌施，即用仲景麻黄合小半夏、枳桔二陈汤而增减之，方用麻黄五分，杏仁十个，半夏三钱，生姜三钱，枳壳三分，桔梗三分，川杜二钱，木香一钱，砂仁八分，附子三钱以进，以此通活变化，而邪自不容留，并无治一遗百之患。是夜即服一剂而寝安，次早添用茯苓通其小便而愈。

不识病症，妄将汤方轻试误甚，学者苟能如此分辨，则于医之一途，可云思已过半。晁雯。(《锦芳太史医案求真初编》)

【评议】 麻黄汤发汗解表，宣肺平喘，治疗风寒郁表之肺气不宣；枳梗二陈汤即二陈汤加枳壳、桔梗，宽胸膈，化痰气，治疗痰饮咳嗽，咯痰不畅；小半夏汤和胃降逆，消痰蠲饮，治疗痰饮内停，心下痞闷，咳嗽呕吐等。三方所治有别，临证当择需选用。本案病起于寒郁于肺，致肺气不宣而作哮喘，而诸医不加辨别，不以宣肺解表为先，只用枳梗二陈、小半夏汤等化痰蠲饮之剂治之，使郁塞于肺之寒邪未得宣散，故喘哮痰嗽仍然，黄氏经过辨证，采取“分见分治，合见合治”的方法，以麻黄汤合枳梗二陈、小半夏汤加减，宣肺散寒，化痰平喘，一剂即获效。

小青龙汤治肺胀案

诊得脉浮大，目如脱，气急而喘，是肺胀之实症，幸下元未虚，可施以发散，拟用小青龙汤主之。

麻黄二钱，去根节，先煎去沫　白芍药二钱　炙桂枝二钱　干姜二钱　法半夏三钱　五味子一钱　细辛八分

水同煎。(《南雅堂医案》)

【评议】 肺胀者，是指以“胸闷喘咳”为特征的病证。该病名出自《灵枢经·胀论》，主要由于外邪犯肺，肺失宣肃所致。《金匮要略·肺痿肺痈咳嗽上气病脉证治》：“咳而上气，此为肺胀，其人喘，目如脱状，脉浮大者，越婢加半夏汤主之。”越婢加半夏汤由麻黄、石膏、生姜、大枣、甘草、半夏组成，治疗痰热郁肺而致的肺胀，而本案“幸下元未虚，可施以发散”，说明邪尚留于表，故以小青龙汤治之，解表散寒，温肺化饮而取效。

苓桂术甘治虚喘案

诊得虚脉细无力，气促而喘，呼气短不能接济，是为虚候，师长沙法，拟用苓桂术甘汤治之。

白茯苓四钱　白术二钱　川桂枝二钱　炙甘草一钱五分（《南雅堂医案》）

【评议】 苓桂术甘汤，出自《金匮要略》方，具有温阳化饮，健脾利湿的作用。主治中阳不足之痰饮，症见胸胁支满，目眩心悸，短气而咳。该案脉细无力，呼气短不能接济，当属脾虚痰湿蕴中之故，故用苓桂术甘汤温化痰饮而治咳喘。需要注意的是，该方药性偏温，如辨证属阴虚津液不足者，则不适宜。

急则治标缓则治本案

喘哮气急，脉细数，系寒入肺俞，痰凝胃络而起，发之日久，则肺虚必及于肾，胃虚必及于脾。脾肾两虚，寒痰凝滞不化，气机被阻，一触风寒，病即复发，治法在上宜责之肺胃，在下宜责之脾肾。然此症治病非难，除根实难，宜分临时、平时两种治法，临时以肺胃为主，平时以脾肾为主，一标一本，先后并治，庶可冀收全效，兹列二方于后。

紫菀二钱　款冬花二钱　苏子一钱　橘红一钱　白茯苓三钱　桑白皮二钱　杏仁二钱，去皮尖　制半夏二钱　淡条芩一钱　沉香五分，研细末冲

临发时用此方煎服。

熟地黄五钱　五味子一钱　陈皮一钱　薏苡仁三钱　白茯苓三钱　紫石英二钱，煅　牡蛎三钱　胡桃肉二钱　川杜仲二钱，炒　制半夏二钱

平时用此方常服。(《南雅堂医案》)

宿哮痰喘，发则不能着枕，病起于惊忧受寒，失于表散，邪伏于内，留于肺俞，故频发频止，成为痼疾。然久发必虚，当以温通摄纳为主，凡辛散苦寒、劫痰破气之剂，均非所宜，病发治标，病去治本，始为合法。兹列两方于后，按方服之，渐当有效。

干地黄六钱　山茱萸三钱　怀山药三钱　粉丹皮二钱　白茯苓二钱　泽泻二钱　炮附子五分　肉桂五分　车前子一钱　牛膝一钱

此方平时常服。

又方：葶苈子二钱五分（隔纸炒透，另研细末）　大枣十二枚

遇病发时，须服此方。用水一杯半，先入枣煎

至七分，倾出，加葶苈末冲入服之。（《南雅堂医案》）

【评议】 所谓临时、平时，即是指哮喘的发作期与缓解期。发作期病位在肺，常因感受外邪，引动伏痰，闭阻肺气，肺失宣降，故上逆喘咳之症由是而作。治疗以解表祛邪，降逆平喘为主；缓解期主要以调理肺脾肾三脏功能即扶正固本为主，以杜其病根。以上二案，均分发作期与缓解期治疗，病发治标，病去治本，标本并治，不失为治哮喘之法则矣。

感寒哮喘案

深秋感受寒邪，气机被痰所阻，发为哮喘，气粗不能卧，宜从实证治。

桂枝木一钱，炙　白茯苓三钱　五味子一钱　白芍一钱，炒　干姜一钱　杏仁一钱五分，去皮尖　炙甘草五分　麻黄五分，去根节（《南雅堂医案》）

【评议】 本案因感寒而作哮喘，寒邪束表，气机不畅，故用麻黄汤加味以辛温解表、宣肺化痰为治。

治哮先拟扶正案

病哮十余年之久，气泄，汗出必多，脾胃阳微，浊饮伏而时动，是以食入常作泛呕。盛夏热伤正气，中宫愈虚，宜先扶正益气，不必用祛痰攻劫之品。

人参二钱　白茯苓二钱　炒白术二钱　炙甘草一钱

加生姜三片，大枣二枚，同煎服。（《南雅堂医案》）

【评议】“治病求本”乃中医治病之法则，患者患哮十余年，久病必伤气，所以汗多；脾胃阳虚，运化无力，饮留于胃，故食入泛呕；又值盛夏，暑热伤气，使正气更虚，此时正气亏虚成为本病的主要矛盾，故治疗以四君子汤益气补脾治本为先，不可用祛痰攻劫之药重伤正气，《内经》“无盛盛无虚虚”，此之谓也。

和解表里治喘案

情怀抑郁，津液日受蒸熬，痰结成块，如絮如核，喉间常苦壅塞，胸痞闷尤甚，上气喘急，系内伤外感之兼证。此时若专治内伤，恐外邪不能出。若仅治外感，又恐内伤不能愈。治法最难，拟先和解表里，为兼筹并顾之计，列方于后。

炒白芍四钱　当归身三钱　炒白术三钱　柴胡一钱　白茯苓三钱　制半夏一钱　苏叶八分　厚朴八分　陈皮八分　甘草一钱

水同煎服。(《南雅堂医案》)

【评议】 病起于情志不畅，气血痰湿郁滞，此属内伤，又因外感引动宿疾，上气喘急之症由是而作。如此内伤外感之兼证，治疗当以和解表里。方用柴胡疏肝解郁，透发邪热；当归、白芍柔肝养阴，以治其本；白术、茯苓健脾利湿，以化其痰；半夏、厚朴和胃降逆，以开其壅塞；苏叶宣散外邪，以治其表；陈皮、甘草健脾和胃，祛痰止咳。全方合用，既能疏解外邪、疏肝解郁，又有健脾利湿、化痰降逆，而收表里兼顾之效。值得指出的是，患者因痰结成块，壅塞喉间，故方中取《金匮要略》治“咽中如有炙脔”之半夏厚朴汤，寓意甚深。

虚劳咳喘案

咳嗽失血，其根已深。近因肝郁不舒，渐至举动气喘，右胁作胀，胃不贪纳，脉形细数无力。此属肝肺肾三阴俱亏，虚怯已成，难期痊愈也。拟润肺化痰法，接以纳气摄下之剂。未审少有效否。

紫菀茸　甜杏仁　五味子　川斛　炒怀膝　款冬花　川贝母　麦冬肉　橘白　枇杷叶

接方

炒熟地沉香拌　麦冬　款冬　山药　紫石英　坎炁　山萸肉　五味　橘白　怀膝盐水拌　胡桃肉（《簳山草堂医案》）

【评议】 本例系虚劳咳喘之证，其处方用药重在润肺化痰，补肾纳气，颇为适合。唯此等病证，殊难全愈。

汤丸并治案

肺气不肃，咳痰不已，举动喘急，脉形未见弦数。不宜用偏阴之药，当从手太阴调治。然一时未能速效也。

党参　炒阿胶　甜杏仁　款冬花　霍斛　枇杷叶　洋参　生黄芪　冬虫草　川贝母　橘白

丸方

大熟地　炙黄芪　山药　五味　川贝母　炙甘草　山萸肉　西党参　茯苓　麦冬　甜杏仁　枇杷叶

炼蜜为丸。(《簳山草堂医案》)

【评议】 王海藏《汤液本草·东垣用药心法》曰:“汤者,荡也,去大病用之;散者,散也,去急病用之;丸者,缓也,舒缓而治之。”对于一时难奏速效之久喘,本案汤丸并进,缓治图功。

窠囊之痰引发哮嗽案

福方伯哮嗽

哮嗽多年,原属锢疾,往岁举发尚轻。此番发剧,胸满喘促,呼吸欠利,夜卧不堪着枕。药投温通苦降,闭开喘定,吐出稠痰而后即安。思病之频发,膈间必有窠囊,痰饮日聚其中,盈科后进[①]。肺为华盖,位处上焦,司清肃之职。痰气上逆,阻肺之降,是以喘闭不通。务将所聚之痰倾囊吐出,膈间空旷,始得安堵无如。窠囊之痰,如蜂子之穴于房中,莲子之嵌于蓬内,生长则易,剥落则难,不刈其根,患何由杜?考《金匮》分外饮治脾,内饮治肾。且曰:饮邪当以温药和之。议以早服肾气丸,温通肾阳,使饮邪不致上泛。晚用六君,变汤

① 盈科后进:语出《孟子·离娄下》,意为泉水遇到坑洼,要充满之后才继续向前流。比喻步步为营,依次渐进。

为散，默健坤元，冀其土能生金，兼可制水。夫痰即津液所化，使脾肾得强，则日入之饮食，但生津液而不生痰，痰既不生，疾自不作。上工治病，须求其本，平常守服丸散，疾发间用煎剂搜逐，譬诸宵小[①]，潜伏里闬[②]，乘其行动犯窃，易于拘执，剿抚并行，渐可杜患。(《杏轩医案》)

【评议】 窠者窠穴也，是鸟兽昆虫栖息的场所；囊者，袋也，口袋或如袋状之物。窠囊之痰，往往形容病情日久而病邪胶固难祛。《类证治裁》曰："病久则成窠囊。"患者哮嗽多年，痰浊胶结贮积于肺而成窠囊之痰，常因外邪或内伤等引发，而为胸满喘逆，咯痰稠黏不畅等，故窠囊之痰是本病反复发作的主要原因。程杏轩氏根据《金匮要略》治疗痰饮之原则，从温肾健脾入手调治，温补肾阳使饮不上泛，健运脾胃使津液得以敷布，不能聚湿生痰，且土能生金又能克水，如此，脾健湿运，则痰无由而生，而窠囊之痰得以渐除，锢疾得消。

当然，由于窠囊之痰是日积月累凝结而成，"如蜂子之穴于房中，莲子之嵌于蓬内，生长则易，剥落则难"，所以治疗上不能图一时之快，而采用抽丝剥茧的

---

① 宵小：盗贼、坏人。

② 里闬（hàn）：里间。

方法。所以程氏指出，只有在哮喘急性发作期以祛邪为主，用劫剂而治标，而在缓解期则以肾气丸与六君子汤（易汤为散）早晚分服培本为主，杜其夙根，绝其病作。案语比喻形象，头头是道，值得细读。

肝木刑金喘嗽案

张仲篪翁息贲喘嗽

情志抑郁，原属肝病，辛散、酸收、甘缓，俱厥阴正治之方，屡投未应。窃思肝木不平，金失其刚，肺脏不能无患。肺欲收，观其胸痞喘咳不得卧，岂非肺张不收，卧则叶粘背俞，阻塞气道之故乎？《经》言：诸气膹郁，皆属于肺。喻氏发明秋伤于燥，冬生咳嗽之义，是知郁病可不专责于肝，而燥证则全关于肺也。盖肺主气，居相傅之官，苟治节有权，则清肃下行，克称其职。病缘木郁生火，兼挟燥邪，金受火刑，令失清肃，肺燥叶张，阻塞气机而为患矣。倘果专属肝病，而不涉肺，何至喘咳不能着枕耶？且肝病治肺，辅金制木，道犹不悖。设令肺病不救，则烦冤逆满，内闭外脱，更何如耶？拟千金苇茎汤大意。（《杏轩医案》）

【评议】《素问·五运行大论》曰：“气有余，

则制己所胜而侮所不胜。”本案病起于情志失调，屡治未效，肝郁化火，肺金本克肝木，因肝火太旺，则反上犯及肺，木火刑金，金受火刑而失清肃之职，故治疗仿千金苇茎汤意清肺热而化痰浊为主。千金苇茎汤出《备急千金要方》，由芦根、薏苡仁、桃仁、冬瓜仁组成，具有清肺化痰，逐瘀排脓之功效，主治热毒壅肺，痰瘀互结之肺痈。需要注意的是，本案治疗曰“拟千金苇茎汤大意”，虽未明言泻肝之郁火，但因疾病起源于木火刑金，故治疗宜以清泄肺热痰浊为主的基础上，当佐疏肝郁泻肝火之品，如此标本同治，其效更佳。

虚喘畏补致脱案

王锡章肺肾虚喘，畏补致脱

《经》云：呼出心与肺，吸入肾与肝。是肺主出气，肾主纳气。肺为气之主，肾乃气之根。母藏子宫，子隐母胎，金水相生之义也。前商保金生水，纳气归根，正本澄源，治不为谬。据述服药，脘中微觉痞闷，心疑药补，即不敢尝。此由胃虚不能传送药力之故，与补无干。如果补之为害，何喘不见增，病不见甚耶？《经》曰：能合脉色，可以万全。岂色悴神疲，喝喝不继者如是，而能以耗散收功者乎？先哲有云：喘生毋耗气。气本弱而复耗之，元本亏而复竭之，抱薪救火，入井下石，脱机甚速，勿怪言之不祥。(《杏轩医案》)

【评议】 喘证有虚实之不同。《景岳全书·喘促》曰："实喘者有邪，邪气实也；虚喘者无邪，元气虚也。"治疗上，实喘者，祛邪为主；虚喘者，扶正为主。二者治疗大相径庭，临床当详细辨治。就如本案虚喘之治，用调补肺肾之法治疗，患者药后出现胃脘痞闷等症，疑为补药之误，医者根据服药后"喘不见增，病不见甚"的情况，明确此胃脘痞闷实非药之故，而是中虚不运所为，仍从虚证调治。如果辨证不确，妄用劫药，复耗元气，则不免遗虚虚实实之误矣。鄙意当于补养剂中，佐以运脾理气之药，以冀滋而不腻，补而不滞，方称周密。

冷痰积肺案

曾治刘天全，年三十二，患齁喘证，每发则饮食不进，坐卧不安，日夜为苦，至三四日痰尽乃平。天将雨，偶感风寒又作。至今十余年矣，诸药不应，请余诊治。按之六脉沉微，惟右寸肺脉大而滑甚。乃与

紫金丹九粒，今将欲发，以冷茶吞服，一次稍轻，七次而愈。继以六味、补中兼服而康。(《齐氏医案》)

【评议】 本案所用紫金丹出《普济本事方》，由信砒、豆豉研制而成，具有逐寒劫痰，止咳定喘之功，主治多年肺气喘急咳嗽，晨夕不得眠者。《万病回春·哮吼》有曰："凡遇天阴欲雨，便发齁喘，甚至坐卧不得，饮食不进，此乃肺窍中积有冷痰，乘天阴寒气从背、口、鼻而入，则肺胀作声。"本案所述症候，系阳虚寒凝，冷痰积于肺明也，故用紫金丹中之信砒辛酸大热，逐寒劫痰；豆豉宣通胸中郁气，发汗解表，兼能解信砒之毒。二药合力，解表邪，劫寒痰，平喘急，药简力专。特别值得一提的是，用冷茶送服紫金丹，这是考虑患者痼冷久积，防药格拒，是以冷茶作为紫金丹之引药，引辛热之紫金丹达于病所。药与证对，且直达病所，故十年沉疴，应手而愈。需要注意的是，信砒为大毒之品，不宜多服、久服。

齁喘标本兼治案

曾医长邑幕友朱荣光，年二十七，久患齁喘唾痰，咯血遗精，恶寒喜热，三伏天犹披狐裘，不分春冬，调治七载无功，诸证集剧，饮食不入，不能床褥，日夜作苦，欲寻自尽，忿不欲生，促骑求治。诊之左关沉细而数，右尺沉细而芤。余遂以紫金丹治齁喘，理脾涤饮，送斩关丸温中逐痰，胡巴、故纸收纳肾气以保固元精，兼服补中汤加麦、味、茯神、远志、怀山、熟地摄血归经，继服八味地黄丸去附子加鹿茸壮水补血，三月而康。(《齐氏医案》)

【评议】 本案与上案虽均用紫金丹，但其所治完全不同，上案为寒痰积于肺，故以紫金丹逐寒祛痰为治。本案为肺脾肾三脏同病，故以紫金丹祛肺中之痰，斩关丸温中逐痰，并以胡芦巴、破故纸等温肾纳气，兼服温补脾肾之剂。全方祛邪扶正兼顾，标本同治，是以克奏肤功。

《齐氏医案》所载斩关丸由石硫黄、紫油桂、白蔻仁、川花椒、生白术、生附子、吴茱萸、法夏子、鸡内金组成，具有荡涤湿痰之功效。善治脾肺虚，而肾气不归元，以致气喘者。

本虚误消喘促案

曾治一儒学，失于调养，饮食难化，胸膈不利，医家用行气消导，咳嗽喘促。又用化痰行气，肚腹渐胀。又用行气分利，睡卧不安，两足浮肿，小便不利，大便不实。肺、肾两部脉浮大，按之微细，两寸皆短。朝与补中益气汤加姜、附，夕与金匮肾气丸加故纸、肉果，各服数剂，诸证渐退。再与八味地黄丸，两月乃能步履。又用六味丸，兼服补中益气汤而康。(《齐氏医案》)

【评议】 病起于虚，而治以消导，愈虚其脏腑，故病不愈而反增，此乃医者辨之不明而误治矣。后以益脾补肾法治病之本，则诸证渐愈。《内经》“无盛盛无虚虚”，乃医者南针，自当遵循。

升清降浊治喘案

谢水泼粉桥

脉象尺强寸弱，气虚下陷，有降无升，故动则气逆而喘，足跗浮肿，安卧一夜稍消。症由脾泻而起，其中虚更不待言。据脉参症，温补下元无益，必须升清降浊，方得平复，拟东垣法。

人参五分　天冬一钱　北五味十粒，蒸　炙黄芪一钱　焦白术一钱　炙甘草五分　橘白七分　升麻三分，炙　茯苓皮二钱　炒桑枝二钱

又　脉象渐和，右手寸关终嫌无力，两足虽未能

健步，面色精神似较前稍适，补中益气已与症合，未可便为变易，少用下焦温药以佐之。

人参五分　炙黄芪一钱五分　炙甘草五分　天冬一钱　炒薏米三钱　橘白七分　熟地炭三钱　升麻三分，炙　北五味十粒，蒸　鸭血拌桑枝三钱，炒

又　两手脉象渐平，但嫌无力，节气虽过，仍宜阴阳平补数剂，后再商膏丸并进之法。

人参三分　高丽参五分　炙黄芪一钱五分　原生地三钱　於术一钱，土炒　茯苓三钱　归身一钱五分，土炒　炙升麻四分　橘白八分　大白芍一钱　炙甘草五分　米炒桑叶二钱　炒黑芝麻二钱

朝服丸方：

高丽参二两　土炒於术二两　茯苓三两　炙甘草八钱　制半夏二两　陈皮一两五钱　制茅术一两，黑芝麻一两同炒　丹皮一两，炒　大熟地四两，砂仁炒　蒸北五味五钱　宣木瓜二两　泽泻一两，盐水炒　汉防己一两，酒炒　绵茵陈一两，酒炒　二桑叶三两，米炒

上药治末，先用羊胫骨八两，鹿筋二两，嫩桑枝四两，生薏米四两，熬浓膏，量加炼蜜为丸，如桐子大，每空心，淡盐开水送四钱。

晚服膏滋方：

高丽参一两，饭上蒸晒　肥玉竹八两，米炒　炙黄芪三

两　土炒於术二两　茯神四两　酸枣仁二两　土炒山药四两　远志肉二两，甘草水浸　麦冬肉三两　土炒归身四两　升麻五分，炙　大白芍三两，酒炒　白花百合八两　陈香楠木三两　炙甘草一两　桂圆肉八两　北五味五钱　橘白二两

上药，井水浸一周时，细火熬成膏，磁瓶收贮，窨土地上一二日，出火气，临卧开水冲服三钱。

问：喘肿之症，总属元虚。薛新甫云：下虚者，不可升阳。今以升清得效，何也？曰：治病必求其本，先问所因，喘肿由脾泻而起，中虚可知。《经》云：清气在下，则生食泄。况所服皆温补下元重浊之药，清不升则浊不降，此少动则喘之根也。升其清，降其浊，中气得平，何喘之有！但此人过用心机，不守戒忌，恐难持久矣。(《吴门治验录》)

【评议】《素问·阴阳应象大论》曰："清气在下，则生飧泄；浊气在上，则生䐜胀"。本例中气虚弱，升降失职是其病理症结所在。若不究病位，以温补下元为法，乃药不对证，自然无益。吴氏采用李东垣法，着力补中益气，升清降浊，自属正治。案末以问答形式引证据典，点出了本例理法方经的关键，很值得一读。

急者治标缓者治本案

冯　年逾七旬，伏暑挟湿，湿能生热。病起微寒微热，咳嗽痰稠，曾经吐血。今血虽止而咳仍然，脉涩而数，舌苔灰白而渴，乃湿热痰浊恋于肺胃。病将匝月，元气大伤。脾胃不醒，谷食少进。初起大便坚，今则软而带溏矣。病在肺脾胃三经，治在化痰、降气、和中。

甜杏仁　茯苓　款冬花　蛤壳　沙参　紫菀　川贝母　苡仁　陈皮　雪羹

另用人参、珠子、血珀、沉香、礞石，研细末，匀和一处，再研极细。分四服，日一服。

复诊　夫咳嗽痰喘之病，浅则在肺胃，深则属肝肾。凡用方之法，由浅而深。按脉察色，知其虚中挟实，实者痰浊也，故先以化痰、降气、和中为法。两剂，咳嗽稍平，惟气之喘而短者有出多纳少之意，则其本虚矣。左脉细微，肝肾之虚大著。虽舌苔黄浊不化，亦当以摄纳为要。且额上汗冷，胃泛不纳，将有虚脱之虑。

人参一钱五分　五味子八分　麦冬钱半，元米炒　山萸肉二钱　泽泻一钱　茯苓二钱　大熟地六钱，附子三分煎汁浸片时，炒成炭　紫衣胡桃肉不去皮，二个　紫石英三钱　怀

牛膝三钱　怀山药五钱，炒

另用好肉桂三分、上沉香三分、坎炁二条，三味各研末，和一处，再研细，分作二服。

今晚一服，燕窝汤调下，明日再进一服。若得额汗收敛，左脉稍起，犹有生机可理，若不应手，难为力矣。(《王旭高临证医案》)

【评议】　该案初诊时，病以标为主，以化痰降气和中为治；复诊时，标病减而本虚突显，治疗改以补肾纳气为法。因虑其有额上冷汗等虚脱之象，复以肉桂、沉香、坎炁三味研粉吞服，温补肾阳，纳气平喘。急则治标，缓则治本，是中医的一个重要治疗法则，王氏临证能够明辨疾病之轻重缓急，抓住主要矛盾有针对性的选方用药，不愧为医林高手。案云："夫咳喘之病，浅则在肺胃，深则属肝肾"，切中病位，要言不烦。

肺脾肾三脏同治案

杜　咳嗽有年，每遇劳碌感寒即发，并无痰涎，此属气喘。据述病起受寒，早用麦冬清滋之药，遂至邪恋于肺，曾服麻黄开达见效。然病根日久，肺气亦虚，虚而不治，累及子母。今三焦并治，乃肺脾肾三脏兼顾也。

杜苏子　淡干姜五味子合捣　甜杏仁　橘红　半夏　款冬花　炙甘草

早服附桂八味丸一钱，金水六君丸三钱，开水送。

复诊　久咳肺脾肾交虚，前用温纳相安。今交夏令，肾气丸中桂、附嫌刚，改用都气丸可也。

都气丸三钱，朝服；金水六君丸三钱，晚服。俱盐汤下。

三诊　肺为贮痰之器，肾为纳气之根。肾虚不纳，则气逆而生喘，肺虚失降，则痰贮而作喘。前方辛通肺气，补摄肾气，服下相安，而病莫能除。良以多年宿恙，根深蒂固。然按方书内饮治肾、外饮治肺，不越开上填下之意。

法半夏　茯苓　橘红　杏仁霜　款冬花　干姜　白芍　五味子　炙甘草

上药为末，用麻黄三钱，白果肉三十粒，枇杷叶二十片，煎浓汁，泛丸。每服一钱，朝晚并进，与都气丸同。(《王旭高临证医案》)

【评议】　喘嗽之作，不外肺脾肾三脏功能失调，本案三脏同治获效。值得指出的是该案在首诊时考虑肾气之亏虚，用附桂八味丸温肾纳气，复诊时正值夏令，附桂等辛热之品久服易耗津伤液，故将附桂八味丸改作都气丸滋肾纳气。都气丸乃六味地黄丸加五味子而成，出《医宗已任编》，主治肾虚喘咳等症。以都气易附桂八味，既能补肾纳气，又可免辛热伤阴之弊，这种灵活的用药方法，体现了王氏丰厚的临床经验，值得我们效仿。

寒痰阻肺案

叶　喘之标在肺，喘之本在肾。脉迟者寒也，舌白者痰也。以金水六君煎加味。

大熟地蛤粉炒　半夏　陈皮　茯苓　杜仲　款冬花　桂枝　紫菀　杏仁　五味子　胡桃肉

复诊　喘发已平，咳嗽不止，吐出浓痰。今宜降气化痰。

苏子　旋覆花　当归　款冬花　桑白皮　橘红　半夏　茯苓　杏仁（《王旭高临证医案》）

【评议】 本案脉迟舌白，虚寒明矣。喘嗽之作，因于肺肾虚寒，水泛为痰，阻于肺窍而发，治以金水六君滋养肺肾，祛湿化痰。复诊以痰浊阻肺为主，用降气化痰治之。

上实下虚治案

朱家角邵

四太爷之病，肝肾素虚，肺胃新感之病也。夫肝属乙，肾属癸，乙癸同源，病则本重。但病者多花甲之年，即使不病新邪，筋骨间早已空虚，何堪再经磨耐？又意寒热陡发，直至一候有余而解。解则急急补之，犹恐填而不足，乃又经复食消克等剂，在所必需。幸而外热遽减，里热不清，已虚而益著。其虚咳嗽更剧，渴，痰粘腻，出而不爽，气息短促，形神困顿，饮食不思，病势有加。无已因病致虚，因虚更病，互相为患者也。至于苔色，或黄或白，现在又多剥象，左胁曾疼，两膝常屈，卧床不起，小水仍黄，干而未渴，加以音不扬，睡中语，显系肺胃两经之热，既不能从外而泄，又不能从上而清，邪无出路，断无中道而立之理。势已逼入下焦，两伤肝肾。所谓最虚之处，是客邪之处是也。然邪之所凑，其气必虚，留而不去，其病为实。实则泻之，虚则补之。以使补不足，其邪泻，不伤其正，一举两得，方合实必因虚之计，此等之法，似属从证，而未言脉。然所诊之脉，岂有不合之理？右寸关部弦而且滑，左尺关部细而且数。数则为热，滑则为痰。弦主乎肝，细主乎肾，岂非肺胃两经之热痰正甚，肝肾两经之虚气大昭，无怪乎其气从左逆，卧不能，侧更著，上实下虚之症焉为日已久。肺失清肃之司，相传无权；肾失封藏之本，作强无主。而来喘息，标本两治，否则气不归原，难卜其旋见吉兆，三才汤合十味温胆汤两经法加减。

生地　人参　天冬　竹茹　橘红　茯神　枣仁　归身　羚羊角　川贝　桑皮　骨皮　蛤壳

复诊

清养之下，弦滑脉象较昨颇缓，然肺受热伤每易成痿，不可不虑。

方加冬瓜子、丝瓜络。(《曹仁伯医案论》)

【评议】 本案患者年事已高，体本虚弱，又因感外邪，形成了虚实夹杂之证，脉证相参，诊为肺胃痰热、肝肾气虚之上实下虚证，治疗上祛其邪，恐有伤正之虑；补其虚，则有恋邪之弊，颇为棘手。综观本病的病因，主要是因虚而致，虚而留邪，形成因虚致实之证，根据“虚则补之，实者泻之”的原则，以补虚为主，以期“补不足，其邪泻，不伤其正，一举两得”，用三才汤合十味温胆汤加减益气养阴，化痰平喘而取效。曹氏根据《内经》“肺热叶焦，发为痿躄”之论，为杜痿证的发生，复诊时，在前方的基础上加入冬瓜子清肺中热痰，丝瓜络通络中郁热，体现了中医治未病思想。

服药宜讲究时辰案

包式斋治效

包式斋患尿血二年未痊，后觅予调治而愈，盖肾亏人也。偶然伤风，某医发散太过，转致喘不能卧者屡日，急乃延予。予曰：咳出于肺，喘出于肾，肺肾为子母之脏，过散伤肺，母不能荫子，则子来就母，而咳变为喘，肾虚人往往如此。今已肾气上冲，脉来上部大下部小，而犹以为风邪未尽，更加发散，无怪乎喘不能卧也。与以都气全方，加紫衣胡桃肉三钱，纳气归肾，一药而愈。越二年又因伤风，某医仍肆意发散，致喘不能卧者三日，又请予治，曰：此与前症无异，彼昏不知，子何毫无记性耶！曰：因伊在舍诊病，偶贪顺便，不意至此。予曰：无他，仍服前方可也。其内因夫病着急，忽得笑症，终日哑哑不止，亦求予诊。其左关寸皆数甚，予曰：膻中为臣使之官，喜乐出焉，此肝火犯心包络也。与犀角地黄汤加羚羊角，次日复请予至，则笑病一药而痊。而式斋则夜仍喘不能卧，惟下半夜稍平耳。余曰；异哉！何药之灵于当年而不灵于此日哉？细诊脉象，上部大下部小，实属肾气不纳，毫无他疑，静思良久，因问昨何时服药，曰：晚饭后。予曰：是矣。今可于晚饭前服药，当必有效。次日问之，则喘定气下，一夜安眠矣。伊问何故，曰：药本纳气归肾，饭后服药，为饭阻不能直达于肾，故上半夜全然无效，下半夜药性渐到，故稍平也。今于饭前服药，腹中空空，药力直达肾经，然后以饭压之，肾气岂有不纳者哉！嘱其多服数贴，后加十倍为丸常服。并嘱偶有外感，不可任医发散，其症乃不复发。盖尝览《石室秘录》，陈氏假托乱方，直至岐伯、雷公、华佗、仲景，古之圣神无不毕集，可谓怪诞[①]。至其方药议论亦甚平平，而大其制，一药必数两，一方必一二斤，万难取法。惟其主意先分治法，则群书罕见，可称独得之奇。如教包式斋饭前服药，即内饿治法下治法也。是故医书汗牛充栋，而除《内经》《难经》、仲景《伤寒》《金匮》二书无可疵议[②]，其余则各有所偏，亦各有所得。惟在学者之知所取，而勿尚其偏而已。然则不读书固不可，而读书亦岂不贵善读哉！（《仿寓意草》）

① 怪诞：怪异无稽，荒唐离奇。

② 疵（cī）议：非议，指责。

【评议】 中医治病，不仅需要正确的辨证用药，在药物的煎服法上也有讲究。一般来说，服用中药，病在上焦的，欲使药力停留较久，宜饭后服；病在下焦的，欲使药力迅速下达，宜饭前服。本案首诊时辨证明确，药与证符，获效显著。但后来同样的病证及治疗方药，因服药方法不正确，影响了药效的发挥。“药本纳气归肾，饭后服药，为饭阻不能直达于肾，故上半夜全然无效，下半夜药性渐到，故稍平也。”后让患者改为饭前服药，“今于饭前服药，腹中空空，药力直达肾经，然后以饭压之，肾气岂有不纳者哉！”因此而喘定气下。

《仿寓意草·序》有曰：“临证而不读书，不可以为医。”明确读书是学医的必要条件，李文荣氏在这里也告诫读书要掌握读书的方法，“不读书固不可，而读书亦岂不贵善读哉！”善读者，即是要善于在汗牛充栋的医书中吸取前之人宝贵经验，真可谓有得之见。

六味地黄治喘案

张伟堂治效

张伟堂二兄，吾乡南张榜眼公嫡派，先居城南塞上。太夫人患疟，服凉药太多，病剧。其戚严嘉植，素信予，荐诊。知其本体虚寒，始以温解，继以温补而愈。嗣迁居扬州十余载，不相往来。道光五年十二月十七日，忽接严嘉兄信，据云伟堂病已垂危，诸医朝至以为暮必死，暮至以为朝必死，既如此，何敢复以相累？但病者忽忆当日母病系兄挽救，思得一诊，虽死瞑目，务恳屈降，死生均感等语。因其言直谅不欺，二十日渡江下，昼到张府，即上楼诊视，见其痰涌气急，坐伏茶几，一人两手扶其头，不能俯仰，十余日不得一卧矣。人事昏沉，不能言语，诊其脉滑数而大，虽已空象，而尺部尚觉有根。遍阅诸方，自八月服起，皆作外感治，尽用发散消导；月余后想觉人虚，易而为补，总以人参为主；后想因痰多气阻，又改用化痰；又或疑外感，加用疏解。现在诸医皆云不治，无药可用。惟一朱医与伟堂至好，一日数至，以二陈汤作丸与服，见症愈坏，束手流泪而已。予乃曰：此肾气上冲症也。诸气以下行为顺，今肺不清降，肾反上冲，气降则痰降，气升则痰升，故痰涌气急，不能俯仰。且其脉象甚数，似杂湿热阴虚，湿热不化，亦随肾气而上冲。若能纳气归肾，气降痰降，湿热亦降，可以安卧，可以调理，症虽重无妨也。于是用六味为君，以都气法。原本六味，而六味地黄，古称为治痰之圣药，又称为下焦湿热之圣药，有三善焉，皆合乎此症，故特用之。大熟地八钱、山萸肉四钱、怀山药四钱、粉丹皮三钱、福泽泻三钱、云茯苓三钱，外加北沙参四钱、杏仁泥三钱，以润肺降气，胡桃肉三钱以助纳气，福橘皮一钱，取其顺气而不燥。开方后予往候九峰先生，因即止宿，次日复请，予至门严嘉翁迎出，服药如何？曰：差不多。若有不豫色。然予心窃疑之，至厅坐定，予问曰：药吃坏耶？何吾兄之怏怏也？曰：药并未服，正以远劳吾兄，又不服兄药，故不快耳。予闻未服药，心转定。因问何不服药？曰：朱先生坚称熟地不可服故耳。伊家闻予至，又请上楼诊脉，太夫人曰：昨方因有熟地不敢服，今恳另定良方。予曰：熟地乃此症要药，吾方君药，舍此更有何法？曰闻所请先生不少，朝称夕死，夕称朝死，无药可治，今服熟地不合，亦不过死，况予尚许君家不死耶。此症服熟地则生，不服则死，服与不服，悉听君家，予无他方。下楼予即欲行，严嘉兄曰：今已将午，不及到镇，饭后兄仍住九峰先生处，明早动身可也。予唯唯。嘉兄又曰：此地有好浴堂，陪兄去一浴何如？予曰：甚好。正欲偕行，忽一人出告曰：老爷过矣，请严大太爷勿他往。嘉兄彷徨欲止，予笑曰：予诊脉未久，岂有死在顷刻而不知者耶？此不过痰厥，片时即苏，其尺脉根本尚在，保无虑也。转拉嘉翁出浴，浴罢而归，曰：醒久矣。时有伊戚邹翁亲闻予言，进告太夫人曰：伊言如此有准，其药尚不可服耶？半晌其侄出，问今日如服先生方，可肯在此住宿否？予曰：服吾方，吾敢在此，不服吾方，吾不敢在此也。又半晌其侄出，问曰：如服熟地不合，可有解药否？予笑曰：今日如此谨慎，何不慎之于当初耶？药中佐使已解在内，不必过虑。盖诳之也。然后其家始肯依方制药，而尚止服一半，服后气痰渐平，已觉能俯。乃又进一半，觉痰与气随药而降，并能仰矣。迁延太甚已二鼓，后复请予看脉，脉亦渐平。伟堂并能说话，谓予曰：药真如神，但尚不能平卧，君能令我一卧则快甚矣。予曰：惜君家不肯早服予药耳，昨肯服药，今日安眠矣。虽然，明日保君酣睡无虑也。次日依方再进，傍晚服药，旋即能卧，卧则熟寐，三更始寤。以后予用药无复敢赞一词，而予总本初方，略为加减，地黄则始终未减分毫。八剂后其症大痊，余乃辞归，次年复请调理，煎方、膏方悉本原方。盖伟堂素嗜虾油，每食不撤，其湿热甚重，因热生痰，因痰致咳，所用辛散，既诛伐无过，所用人参亦助热锢痰，因咳致喘，肾气上冲，犹以二陈丸治痰，岂不去题千里乎？惟六味地黄三补可葆肾气，三泻兼治湿热，于伟堂最宜。况痰之本在肾，肾安痰亦自减也。伟堂从此与予交好，不啻骨肉，太夫人及合家见予亦如至亲，予每至扬必住其家，虽九峰先生处不许复往。伟堂尝谓予曰：吾命由君活，不敢一日忘也。盖极情重人也。予自诊病以来，无不死中求活，而人情每过辄忘，如伟堂者，岂可多得哉！

予尝谓伟堂曰：君经大病久病，所伤实多，不能徒恃药饵，我有八字赠君，君能守之，可以永年。曰：不动肝气，不劳心神。伟堂唯唯。至八年精神有复元之象，不意忽高兴办运，且办至一万数千之多，以数万之家资办二十万之业，必期获利，奈值汉阳滞消，其盐二载始轮，卖至十年，冬轮卖价又大跌，予尝曰：伟堂不可发病，发则不救。十二月初一，偶有微感，稍见痰咳，忽于初三日接汉信盐价亏至七折，其船又有淹消，一急而喘，遂不能卧。初四日急请予，适予在浒关，儿辈知我至好，飞信寄予，予初六日得信，即辞主人而行，初八日回镇，则初七日之讣音至矣。闻其三日内频呼冠仙救我，至死犹呼余不置。呜呼！其病当不治，然如此良友不得令我一握手一尽心，而竟溘然长逝，岂不痛哉！予初十日渡江往唁，抚棺一哭，泪出痛肠，遂挥泪书一联，悬诸灵右，曰：一药有缘五载中未尝忘我，千呼不至九泉下

何以对君。(《仿寓意草》)

【评议】 本案患者当属哮喘之重症，稍有不慎，命在须臾。李氏辨其为肾气上冲，痰随气升所致，治疗仿都气法，处方以六味地黄汤加减。六味丸为三补三泻之剂，《医方论》有曰：“此方非但治肝肾不足，实三阴并治之剂。有熟地之腻补肾水，即有泽泻之宣泄肾浊以济之；有萸肉之温涩肝经，即有丹皮之清泻肝火以佐之；有山药收摄脾经，即有茯苓之淡渗脾湿以和之。药止六味，而大开大合，三阴并治，洵补方之正鹄也。”李氏认为，六味地黄三补可葆肾气，三泻兼治湿热，于本患最为适合，加北沙参、杏仁泥润肺降气，胡桃肉补肾纳气，橘皮理气化痰，诸药共奏补肾纳气之功，虽危急重症，仍获桴鼓之效。案中对熟地治疗虚喘的分析，很有参考价值。

李氏不愧为斫轮老手，本案治疗中，明确辨证，面对家属的顾虑，仍坚守己见，耐心讲解，并亲自陪伴左右，这种以病人利益为上的高尚医德，为后人树立了良好的榜样。同时，本案也说明了中医药在危急重症的治疗中是大有可为的，我们要加强中医药新药的研发，尤其是做好中药剂型改革，使中医药在防治危急病症中发挥更大的作用。

补益中气治虚哮案

包　哮症每十日一发，嗽痰夜甚，脉形俱属虚寒。乃用六味滋阴，治不对症，焉能奏效。议补益中气为虚哮治法，用潞参、山药、茯苓、半夏、炙草、於术（炒）、杏仁、煨姜，数服而效。（《类证治裁》）

【评议】　哮喘之发，其病位常责之于肺脾肾三脏，本例由脾失健运，痰湿内停上泛于肺而致哮症频发，咳嗽痰多，补益中气即为此而设。药与症对，数服而效。

湿痰郁热为寒邪所遏案

巫妇　梅夏宿哮屡发，痰多喘咳，显系湿痰郁热为寒邪所遏。暂用加减麻黄汤温散。麻黄三分，桂枝五分，杏仁二钱，苏叶、半夏制各钱半，橘红一钱，桔梗八分，姜汁三匙，二服后随用降气疏痰。栝蒌皮、桑皮（俱炒）一钱，贝母、杏仁（俱炒研）各二钱，海浮石三钱，前胡、枳壳各八分，苏子（炒研）六分，茯苓二钱，姜汁三匙。数服哮嗽除。（《类证治裁》）

【评议】　该案所发之哮咳，湿痰郁热为之本，而寒邪外遏为之因，故治疗先以麻黄汤加减温散郁表之寒邪，表邪散后以降气化痰治其本，如此则肺宣痰化气降而哮嗽愈。

衰年喘嗽标本分治案

赵　衰年喘嗽痰红，舌焦咽燥，背寒，耳鸣颊赤，脉左弦疾，右浮洪而尺搏指。按脉症系冬阳不潜，金为火烁，背觉寒者，非真寒也。以父子悬壶，忽而桂、附，忽而知、柏，忽而葶苈逐水，忽而款冬泄肺，致嗽血益加，身动即喘，坐则张口抬肩，卧则体侧喘剧，因侧卧则肺系缓而痰益壅也。思桂、附既辛热助火，知、柏亦苦寒化燥，非水焉用葶苈，泄热何借款冬，细察吸气颇促，治宜摄纳。但热蒸腻痰，气冲咽痛，急则治标，理先清降。用川百合、贝母、杏仁、麦门冬、沙参、牡蛎、阿胶（水化），燕窝汤煎。一啜嗽定而痰红止。去杏仁、牡蛎、阿胶，加生地黄、竹茹、牡丹皮、玄参、羚羊角午服，以清上中浮游之火，用熟地、五味、茯神、秋石、龟版、牛膝、青铅晚服，以镇纳下焦散越之气，脉症渐平。（《类证治裁》）

【评议】 老年喘嗽，前治辨证不清，或清热，或逐水，或泄肺，药不对症，致喘不愈而反剧。林珮琴氏细诊，患者本为元虚，标为肺热，根据标本缓急之治法，先清肺热，复去上中浮游之火，终以纳气归元，从而喘嗽痰红诸症渐除。

辛温止嗽定喘案

旗某　七旬以来，冒寒奔驰，咳呕喘急，脉弦滑，时嗳冷气。夫寒痰停脘必呕，宿痰阻气必咳。老人元海根微，不任劳动，劳则嗽，嗽则气升而喘，必静摄为宜，仿温肺汤，用辛温止嗽以定喘，淡干姜、五味（干姜、五味摄太阳而定喘，古人治嗽喘，必二味同用）、桑皮炙、茯苓、潞参、甜杏仁、橘红、制半夏、款冬花、紫衣胡桃，数服喘呕俱定，十服全瘳。（《类证治裁》）

【评议】　温肺汤方出《太平惠民和剂局方》，由白芍药、五味子、炮干姜、肉桂、半夏、陈皮、杏仁、甘草、细辛组成，适用于肺虚久客寒饮，症见咳喘，不能坐卧，呕吐痰沫，不思饮食等。本案患者年老体弱，又因冒寒奔波，发为喘咳，故仿温肺汤法辛温散寒，敛肺止嗽。案中所云“干姜、五味摄太阳而定喘，古人治嗽喘，必二味同用”，实源于仲景之经验。盖干姜温散寒邪，五味子敛肺止咳，二者合用，散邪而不伤肺，敛肺而不恋邪。临床治疗寒邪郁肺，肺虚咳喘之症可选而用之。

吸促治肾案

李　喘由外感者治肺，由内伤者治肾，以肺主出气，肾主纳气也。出气阻而喘，为肺病；吸气促而喘，为肾病。今上气喘急，遇烦劳则发，不得卧息，必起坐伏案乃定，近则行步亦喘，是元海不司收纳之权，致胶痰易阻升降之隧，急急摄固真元。熟地炭、牛膝炭、茯神、五味、萸肉、补骨脂、莲子俱炒，数服颇安。(《类证治裁》)

【评议】 肺主呼气，肾主吸气，案中“出气阻而喘，为肺病；吸气促而喘，为肾病”句，道出了临证哮喘治肺治肾之别。处方治肾不纳气喘促，颇有参考价值。

肾虚水泛喘嗽案

贡　积年痰嗽，脉细形衰，动则疝气偏坠，病因肝肾久损，客冬心事操劳，身动即喘，痰嗽益剧，肉消骨立，是五液悉化为痰，偏卧不舒，是阴阳亦乖于用，所谓因虚致病，积损成劳候也。右脉沉数无力，左脉浮数无根，良由下元真气失纳，以致下引上急，吸入颇促而为短气，若不纳使归源，将下元根蒂都浮，喘嗽何由镇静，况症本肾虚水泛为痰，必非理嗽涤饮可效。奈何胆星、竺黄、芥子、芩、柏等无理乱投，不知顾忌。昨议服固摄之品，痰气较平，而脉象未改，是损极难复，维系不固，有暴脱之忧。今酌定晨服都气丸加参、术、远志、故纸，晚服肾气汤去萸、泻、丹皮、桂、附，加茯神、五味、枸杞子、沙苑子、莲子、枣仁。冀其气平而痰嗽自定。（《类证治裁》）

【评议】 本例因肾虚水泛，气不摄纳而致喘嗽，故理嗽涤痰之品用之无效，改用固摄下元治之，补肾纳气，咳喘渐减。无如病延日久，非一剂能疗，故继用晨服都气丸加味，晚以金匮肾气汤加减，共奏补肾纳气之功。如此调治，使下元固，水湿运，痰湿化，肾有所纳，则痰喘除矣。

肺肾失交案

服侄　初春脉左弦长，直上直下，喘嗽吐红，梦泄。冬阳不潜，足少阴经与冲脉同络，阴虚火炎，气冲为喘，络伤为血，乃元海根蒂失固。医者不知纳气归原，泛用归、芪、术、草，症势加剧，寒热咳逆，血升气促，冲脉动诸脉皆动，总由肺肾失交，急急收纳，务令阳潜阴摄。阿胶（水化）、牡蛎（醋煅）、龟板（酥炙）、龙骨（煅）、五味、山药、高丽参、茯神、枣仁、坎炁（焙研）。数服嗽平血止，去坎炁，加青铅，冲气亦定。（《类证治裁》）

【评议】 本案所治喘嗽吐红，辨为肺肾失交，气不摄纳，故治疗以固摄元气为主，虽未用化痰降逆之品，而喘嗽之症应手而愈。

辨体识病治喘案

美政关毛内使，年逾花甲，而患喘嗽。医与肾气汤、全鹿丸等药，反致小溲涩痛，病日以剧。孟英诊之，与纯阴壮水之治。毛曰：我辈向吸阿片烟，岂敢服此凉药？孟英曰：此齐东之野语也，误尽天下苍生。幸汝一问，吾当为世人道破机关，不致误堕火坑者，再为积薪贮油之举也。夫阿片，本罂粟花之脂液，性味温涩，而又产于南夷之热地，煎晒以成土，熬煎而为膏。吸其烟时还须火炼，燥热毒烈，不亚于砒，久吸之令人枯槁，岂非燥烈伤阴之明验哉？毛极拜服，果得霍然。或问曰：阿片之性，殆与酒相近乎？孟英曰：曲蘖[1]之性虽热，然人饮之则质仍化水，故阴虚者饮之则伤阴，阳虚者饮之则伤阳，景岳论之详矣。若阿片虽具水土之质，而性从火变，且人吸之则质化为烟，纯乎火之气焰，直行清道，烁人津液。故吸烟之后，口必作渴，久吸则津枯液竭，精血源穷，而宗筋失润。人因见其阳痿也，不察其所以痿之故，遂指阿片为性冷之物，抑何愚耶？凡吸阿片烟而醉者，以陈酱少许，瀹[2]汤服即醒。若熬烟时少著以盐，即涣散不凝膏，吸时舌上预舐以盐，则不成瘾，虽瘾深者，但令舐盐而吸，则瘾自断，岂非润下之精能制炎上之毒乎？（《回春录》）

【评议】 此案前医以补肾益阳为法，孟英以滋肾养阴为治，大相径庭，何也？《灵枢·通天》曰："古之善用针艾者，视人五态乃治之，盛者泻之，虚者补之。"中医治病重视辨证论治，强调"因人制宜"即根据每个人不同的体质而分别治疗，也就是要辨体识病。一般来说老年喘嗽，以肾阳亏虚为多，故前医用温补肾阳之法，但不知此患由于喜吸阿片烟，积热

① 曲蘖（niè）：指酒。
② 瀹（yuè）：煮。

于内，耗损阴精，再以温补之药进之，以热益热，故诸症不愈反剧，孟英明辨患者病体，以滋阴壮水法治之而瘥。孟英重视辨证论治，善于辨体识病，于此可见一斑。

喘逆用真武汤案

孟英治其令叔高年痰嗽，喘逆碍卧，肢冷颧红，饮食不进，与真武汤而安。照戴阳证例治法。（《回春录》）

【评议】 戴阳，是指下真寒而上假热的病证，其主要临床表现为面赤如妆，四肢厥冷，口燥齿浮，脉微细欲绝，或浮大无力等。本例叙症虽简，但肢冷颧红已是戴阳之征象，故用真武汤温肾壮阳，散寒蠲饮而安。

补肾固脱喘嗽平案

邻人汪氏妇之父王叟，仲秋患痰嗽不食，气喘不卧，囊缩便秘，心摇摇不能把握，势极可危，伊女浼家慈招孟英救之。曰：根蒂欲脱耳，非病也。以八味地黄汤去丹、泽合生脉，加紫石英、青铅、龙、牡、胡桃肉、楝实、苁蓉投之，大解行而诸恙减，乃去苁

蓉、麦冬，服旬日以瘳。（《回春录》）

【评议】 本案患者之痰喘，乃由肾虚失纳，气不降而上逆而为，病之关键是因下元失固，故以补肾固脱治之而愈。

养阴扶虚治喘案

初冬邵可亭患痰嗽，面浮微喘，医谓年逾花甲，总属下部虚寒，进以温补纳气之药，喘嗽日甚，口涎自流，茎囊渐肿，两腿肿硬至踵，不能稍立，开口则喘逆欲死，不敢发言，头仰则咳呛咽疼，不容略卧，痰色黄浓带血，小溲微黄而长。许芷卿荐孟英视之，脉形弦滑有力，曰：此高年孤阳炽于内，时令燥火薄其外，外病或可图治，真阴未必能复。且平昔便如羊矢，津液素干，再投温补，如火益热矣。乃以白虎汤合泻白散，加西洋参、贝母、花粉、黄芩，大剂投之，并用北梨捣汁，频饮润喉，以缓其上僭之火。数帖后势渐减，改投苇茎汤合清燥救肺汤，加海蛇、蛤壳、青黛、荸荠、竹沥为方，旬日外梨已用及百斤而喘始息。继加坎版、鳖甲、犀角，而以猪肉汤代水煎药，大滋其阴而潜其阳。此却不必，以病者难服也，何不另用之。火始下行，小溲赤如苏木汁，而诸证悉平，下部之肿，随病递消，一月已来，共用梨二百余斤矣。适大雪祁寒，更衣时略感冷风，腹中微痛，自啜姜糖汤两碗，而喘嗽复作，口干咽痛，大渴舌破，仍不能眠。复用前方，以绿豆煎清汤代水煮药，始渐向安。孟英谓其乃郎步梅曰：《内经》云：阴精所奉其人寿。今尊翁阴液久亏，阳气独治，病虽去矣，阴精非药石所能继续，况年逾六秩，长不胜消，治病已竭人谋，引年且希天眷，予以脉察之，终属可虞，毋谓治法不周，赠言不早，致有他日之疑成败之论也。（《回春录》）

【评议】 患者花甲之年，阴亏于先，复因感时令燥火之邪，更是阴虚火旺，而前医不经细辨，只谓患者痰嗽微喘属高年下元虚亏，进温肾之剂，不知以热益热，使病日甚。王氏以清热生津之白虎汤合清肺平喘之泻白散，并加西洋参、花粉等清热养阴之品，贝母、黄芩等清肺化痰之药，治之症减势缓，后以清热化痰之苇茎汤合养阴润肺之清燥救肺汤加减而愈。

王孟英为清代著名的温病学家，临证治疗重视清热养阴，而对食物疗法尤有发挥，所撰《随息居饮食谱》即对食物的功效和药用作了很多的阐述，同时他还创制了许多食疗名方，如以西瓜绞汁而成“天生白虎汤”，以甘蔗榨浆名“天生复脉汤”，或以梨绞汁服为“天生甘露饮”。本案即在药物治疗的同时，针对患者年高阴亏之状，配服“天生甘露饮”养阴清热，“一月已来，共用梨二百余斤”，如此食药同疗，从而使诸症悉平。王氏善用食物疗法，跃然纸上。

肃肺开闭平喘案

王致青鹾尹令正，患痰喘，胡某进补肾纳气，及二陈、三子诸方，证濒于危。顾升庵参军，令延孟英诊之，脉沉而涩，体冷自汗，宛似虚脱之证，惟二便不通，脘闷苔腻。是痰热为补药所遏，一身之气机窒痹而不行也。与蒌、薤、旋、赭、杏、贝、栀、菀、兜铃、海蛇、竹沥等以开降，覆杯即减，再服而安。(《王氏医案续编》)

【评议】 该案孟英诊之脉沉而涩，体冷自汗，似属虚寒之证，但患者同时伴有二便不通，脘闷苔腻之象，实乃痰热郁于内，而外显虚象，前医认虚用补，误补滞气，使痰热被补药所遏，不仅痰无法祛除，喘不能定，而且一身之气机室塞不行，证濒于危。孟英以肃肺开闭、祛痰止嗽为治，方用栝蒌、薤白、旋覆花、赭石等理气开闭，以杏仁、贝母、紫菀、兜铃、海蛇、竹沥清化热痰，以栀子清三焦郁热。方证合拍，故获桴鼓之效。这里值得一提的是，孟英临证用药，贵在轻灵，曹炳章曾对其评价说："裁方用药，无论用补用泻，皆不离运枢机，通经络，能以轻药愈重证，为自古名家所未达者。"此案可窥见一斑。

痰饮壅塞于肺案

鲍继仲于季春望日，忽然发冷，而喘汗欲厥，速孟英视之。脉沉弦而软滑带数，是素患痰饮，必误服温补所致也。家人始述：去冬服胡某肾气汤，颇若相安，至今久不吐痰矣。孟英曰：病在肺，肺气展布，痰始能行，虽属久病，与少阴水泛迥殊，辨证不明，何可妄治？初服颇若相安者，方中附、桂刚猛，直往无前，痰亦不得不为之辟易；又得地黄等厚浊下趋之品，回护其跋扈跳梁之性。然暴戾之气久而必露，柔腻之质反阻枢机，治节不伸，二便涩少，痰无出路，愈伏愈多，一朝卒发，遂壅塞于清阳升降之路，是以危险如斯，须知与少阴虚喘，判分霄壤，切勿畏虚妄补。投以薤、蒌、枳、杏、旋、赭、橘、半、菀、茹、芦根、蛤粉、雪羹之剂而平。继与肃清肺气而涤留痰，匝月始愈。(《王氏医案续编》)

【评议】 临床辨证，最宜辨别虚实两端。是例素有痰饮，症见“喘汗欲厥”，貌似虚脱，孟英据其脉象，认为病邪在肺，壅遏肺气使然。遂以瓜蒌薤白半夏汤宣畅胸中阳气，以旋覆代赭石汤合杏仁、紫菀、竹茹等宣肺化痰而定喘，服之喘平厥回，继以肃肺涤痰调理而愈。案云：“病在肺，肺气展布，痰始能行”，洵为阅历有得之语，对治疗痰饮咳喘，很有指导意义。笔者认为，本案患者在日后的调理中，仍当兼以补脾益肾之品，以杜痰饮之源，防其复发，乃至康复。

痰阻气机暴喘案

古方书云：喘无善证，喘而且汗，尤属可危。潘肯堂室，仲冬陡患气喘，医治日剧。何新之诊其脉无常候，嘱请孟英质焉。孟英曰：两气口之脉，皆肺经所主，今肺为痰壅，气不流行，虚促虽形，未必即为虚谛。况年甫三旬，平时善饭，病起于暴，苔腻痰浓，纵有足冷面红，不饥不寐自汗等证，无非痰阻枢机，有升无降耳。遂与石膏、黄芩、知母、花粉、旋覆、赭石、蒌仁、通草、海蛇、竹沥、菔汁、梨汁等药。一剂知，三剂平。乃去二石，加元参、杏仁，服旬日而安。俟其痰嗽全蠲，始用沙参、地黄、麦冬等，以滋阴善后。(《王氏医案续编》)

【评议】 王氏治病，非常重视气机的畅达。该患者虽有足冷面红，不饥，不寐，自汗等阴虚阳浮之症，但据其年甫三旬之体质，且陡患气喘，苔腻痰浓等，实乃“痰阻气机，有升无降耳”。急则治其标，故先以清热化痰，肃肺镇逆之剂治之，二剂而气平。即减二石免其重坠伤肺，加元参、杏仁滋阴肃肺调治旬余，痰去邪清，继用沙参、地黄、麦冬等滋阴养肺以善其后。是案也，治疗掌握标本缓急，用药井然有序，足资师法。

冬发哮喘非寒案

鲍继仲患哮，每发于冬，医作虚寒治更剧。孟英诊之：脉滑苔厚，溺赤痰浓。与知母、花粉、冬瓜子、杏、贝、茯苓、滑石、栀子、石斛而安。（《王氏医案续编》）

【评议】 脉滑、苔厚、溺赤、痰浓，分明湿热痰浊蓄肺之象，所以治疗以清热利湿，肃肺化痰之剂而安，未可因冬寒屡发误作虚寒论治。

寒包火哮喘案

风寒外束，胃火内炎，肺热气壅作喘。一解外束之寒，一清上炎之火，麻杏石甘汤主之。

麻黄　苦杏仁　生甘草　生石膏（《问斋医案》）

【评议】 麻杏石甘汤是治疗热性哮喘的常用方，尤其适合于“寒包火”咳喘之证。本案风寒外束，肺热气壅作喘，故以麻黄宣肺解表而平喘，石膏清泄肺胃以生津，两药相配，既能宣肺，又能泄热，是为主药；以杏仁苦降肺气，止咳平喘，甘草顾护胃气，调和诸药为辅。共奏辛凉宣泄，清肺平喘之功效。据笔者经验，临床治疗热邪闭肺所致之哮喘，还可在本方中加入宣肺涤痰平喘之品，如桑白皮、苏子、葶苈子、桔梗、牛蒡子、瓜蒌皮、地龙、鱼腥草等。

火烁肺金致喘案

汗出而喘，邪在表；喘而汗出，邪在里。此伤寒家事。本症则不然，烦渴，多汗，气喘，脉数，为火烁肺金，宜清降。

生石膏　白知母　生甘草　大麦冬　南沙参　天花粉　黄芩　秋梨汁（《问斋医案》）

【评议】 本案之哮喘，是由邪热伤肺所致，故以清肺热，养肺阴为治疗大法。如果不加辨别，以燥湿温阳之品治之，犹如抱薪救火，阴津反受其伐，病不愈而反剧矣。鄙意若合泻白散，效当更佳。

气不归原哮喘案

肺为气之主，肾乃气之根。肾虚气不归原，肺损气无依附，孤阳浮泛作喘，诚为剥极之候。

大熟地　怀山药　山萸肉　当归身　枸杞子　制附子　油足肉桂　人参　鹿茸（《问斋医案》）

【评议】《东医宝鉴》云：“肾虚为病，不能纳气归元，故气逆而上，咳嗽痰盛，或喘或胀……。”本案肾虚气不归元为其主因，故治疗以温补肾阳以复其纳气之权。

肾气丸加减治验案

喘在子、丑、寅之时，阳气孤浮于上可据。法当纳气归原，导龙归海。金匮肾气加味主之。第肾不纳气，本是危疴，多酌明哲。

大熟地　粉丹皮　建泽泻　怀山药　山萸肉　赤茯苓　制附子　上肉桂　人参　车前子　怀牛膝　鹿茸

连进金匮肾气加减，喘促渐平，脉神形色俱起，肾气摄纳有机。肾乃立命之根，阳无剥尽之理。纳气归源，导龙归海，前哲良规，依方进步。

大熟地　怀山药　山萸肉　赤茯苓　怀牛膝　制附子　油多肉桂　当归身　枸杞子　人参　鹿茸

金匮肾气加减，又服六剂，喘促虽定，反觉痰多。痰即肾水津液，脂膏所化，犹乱世盗贼，即治世良民，法当安抚。且金匮肾气能治痰之本，依方加减为丸，以善其后。

大熟地　怀山药　山萸肉　赤茯苓　菟丝子　制附子　油肉桂　怀牛膝　鹿茸　当归身　枸杞子　人参

水叠丸。早晚各服三钱，淡盐汤下。（《问斋医案》）

【评议】　喘发于夜间，阳气亏虚于下，气不摄纳，上逆而为喘，故以金匮肾气丸加减治疗。本案首以济生肾气（金匮肾气加牛膝、车前子）加人参、鹿茸温肾化气；复以在前方获效的基础上，继守原方，减去泻肾热的丹皮、泽泻、车前子，益以养血滋肾之当归、枸杞；三诊喘定痰多，仍以肾气丸加减，以杜生痰之源，则上泛之痰自除，并以丸剂缓治收功。

益气健脾治喘案

宿痰弥留，气浮作喘，非其所宜。

人参　黄芪　冬白术　炙甘草　当归身　云茯苓　法制半夏　陈橘皮　生姜　南枣肉（《问斋医案》）

【评议】 以方测证，其病因病机当属脾虚失运，水湿内停，蕴为痰浊，宿痰弥留，气浮作喘使然。治从益气健脾，祛湿化痰入手。观其组方，乃补中益气汤合二陈汤化裁而成。方中人参、黄芪补益中气，白术、茯苓健脾化湿，半夏、陈皮和中化痰，当归滋养营血，生姜温胃化浊，甘草、南枣补脾前益胃。全方共奏补中益气，健脾化痰之功。

喘呕足痿责肺案

《经》以诸痿喘呕，皆属于上。肺气不降则喘；金不平木，土为木克则呕；肺热叶焦则足膝无力。皆宜清上。

北沙参　大麦冬　天门冬　白知母　川贝母　黄芩　炙甘草　甜桔梗　活水芦根（《问斋医案》）

【评议】 本例的病位在于肺，因肺热清肃无权，水津不布而致喘、呕、痿三证兼见，故治法“皆宜清上”。鄙意方中桔梗有升提作用，于喘呕似不相宜，当不用为妥。

三子合二陈治痰喘案

脾湿生痰，上注于肺为喘。

紫苏子　白芥子　莱菔子　赤茯苓　炙甘草　制半夏　制南星　陈橘皮　枳壳（《问斋医案》）

【评议】 脾虚湿停，酿而为痰，痰浊上泛，停滞于肺，肺气失宣，痰喘作矣。“脾为生痰之源，肺为贮痰之器”，此之谓也。治疗以二子养亲温肺化痰，降气平喘；以二陈汤燥湿化痰，理气和中；加南星以助化痰之力，枳壳以增理气之功，如此痰消气降，喘症可除。

风温痰热致喘案

风温痰热，交并于肺，喘咳不能平卧。

瓜蒌皮　大贝母　前胡　甜桔梗　桑白皮　制半夏　陈橘皮　桃仁　苦杏仁（《问斋医案》）

【评议】 外感风热，引动宿痰，哮喘因此而发，在临床颇为常见。本案虽未详尽描述症状，但据其病因病机，当有咳嗽喘息，喉间痰鸣，咯痰色黄等症。所以方用瓜蒌皮、贝母清热祛痰镇咳；前胡、桔梗疏散外邪，清热化痰；桑白皮泻肺热而平喘逆；制半夏、陈皮燥湿浊而化宿痰；桃仁、杏仁能止咳平喘，润肠通便。全方共奏清热化痰、止咳平喘之功。

麻杏石甘加味治喘案

《经》以阳胜则身热，腠理闭，喘粗为之俛仰，汗不出面热，齿干烦冤，腹满不治。勉拟麻杏石甘汤加味，尽心焉耳矣。

麻黄　生石膏　白知母　杏仁泥　炙甘草　天门冬　大麦冬　黄芩　新荷叶（《问斋医案》）

【评议】 麻杏石甘汤具有辛凉宣泄，清肺平喘之功效。临床常用于治疗感冒、急性支气管炎、肺炎、支气管哮喘、麻疹合并肺炎等属表证未尽，热邪壅肺者。本案正是麻杏石甘汤证。方以麻黄宣肺解表而平喘；以石膏清泄肺胃之热以生津；用杏仁既助石膏沉降下行，又助麻黄宣肺平喘；甘草能顾护胃气，防石膏之大寒伤胃；二冬以滋肺阴，清肺热，防热邪伤耗肺津；黄芩既能助石膏清肺热，又能燥湿化痰；荷叶清热除湿，升发清阳。诸药合用，共奏宣肺解表，清热化痰，止咳平喘之效。

发作祛邪缓解图本案

《内经》无哮喘之名，有肺痹、肺壅、息奔之旨。

《难经》有肺积、息贲之论。《金匮》有胸痹、短气之条。后世又有呷嗽、齁鼾、齁船诸症，皆其类也。由于先天不足，酸咸甜味太过，为风寒所袭，幻生痰饮，如胶如漆，为窠为臼，粘于肺系之中，与呼吸出入之气搏击有声。起自幼年，延今二十余载，终身之累。现在举发，疏解豁痰为主。平复后，脾肾双补为宜。

淡豆豉　紫苏子　桑白皮　款冬花　苦杏仁　制半夏　陈橘皮　海螵蛸　白螺壳　银杏

四进疏解豁痰之剂，哮喘已平，浊痰亦豁。自当培补脾肾，以求其本。褚侍中、李东垣补脾肾各有争先之说，莫若双补并行不悖为妙。即以《医话》脾肾双补丸主之。

人参　黄芪　冬白术　当归身　炙甘草　制半夏　陈橘皮　云茯苓　广木香　酸枣仁　远志肉　大熟地　粉丹皮　建泽泻　怀山药　山萸肉

水叠丸。早晚各服三钱，滚水下。（《问斋医案》）

【评议】　本案对哮喘病名的源流作了概述，颇有参考价值。朱丹溪的《丹溪心法》，对本病的治疗提出了“凡久喘之证未发，宜扶正气为主，已发用攻邪为主”的原则，堪称医林圭臬。本案患者患喘二十余年，内有宿痰，常因外邪引动而发。故问斋宗丹溪治喘之法，制定了发作期治标与缓解期治本不同的治疗方法。至于缓解期以补脾为主抑或益肾为务，笔者认为，临床当结合患者具体情况而定，灵机活法可也。

脾肾双补固本案

二天不足，脾肾双亏，驯①致风伏肺经，哮喘屡发。不扶其土，无以生金；不固其下，无以清上。法当固肾扶脾为主，清上实下辅之。爰以六味、六君加减，守常调治，或可图功。质之高明，未知当否。

大熟地　牡丹皮　建泽泻　怀山药　山萸肉　绵州黄芪防风煎水炒　人参　冬白术　制半夏　陈橘皮　炙甘草

水叠丸。早晚各服三钱。（《问斋医案》）

【评议】　调补脾肾乃哮喘治本之法。六味、六君加减，以丸图治，适合平时哮喘未发时服用，尤其适合于年老体弱，脾肾亏虚之人。案云：“不扶其土，无以生金；不固其下，无以清上”，乃治喘的至理名言，自当切记。

---

① 驯：逐渐地，循序渐进。

外寒里饮案

《经》以诸气膹郁，皆属于肺。肺合皮毛，为气之主，风寒外束，肺卫不舒，气壅作喘。

麻黄　桂枝　炙甘草　赤芍　五味子　北细辛　炮姜　制半夏　苦杏仁（《问斋医案》）

诸气膹郁，皆属于肺。肺有伏风，遇风则发，气喘不能平卧，喉间水鸡声。拟先服小青龙，从标论治。

麻黄　桂枝　炙甘草　赤芍药　五味子　北细辛　炮姜炭　制半夏（《问斋医案》）

【评议】 小青龙汤，出自张仲景《伤寒论》，具有辛温解表，温肺化饮之功效。主治外寒里饮证。症见恶寒发热，头身疼痛，无汗，喘咳，痰涎清稀而量多，胸痞，或干呕，或痰饮喘咳，不得平卧，或身体疼重。临床常用于治疗支气管哮喘、急性支气管炎，或慢性气管炎急性发作属外寒内饮证者。

清肃肺金治喘案

脉来滑数，数为热，滑为痰，痰热郁于肺中，清肃之令不降。哮喘痰鸣，巅痛，唇干舌燥，溲浑，食减。宜先清肃肺金。

南沙参　桑白皮　地骨皮　苦杏仁　甜桔梗　生甘草　白知母　黄芩　羚羊片　活水芦根

清肃肺金，已服三剂。哮喘稍平，痰声渐息，数脉渐缓。饮食未畅，溲色未清，巅顶犹疼，唇舌仍干。原方加减。

北沙参　大麦冬　甜桔梗　羚羊片　黄芩　白知母　生甘草　甜杏仁　活水芦根

原方加减，又服四剂。饮食较进，哮喘大减，巅疼、唇燥、舌干俱已。惟溲色犹浑，值暑湿司权，金令不肃，移热州都，仍宜清上。

北沙参　甜杏仁　天门冬　大麦冬　甜桔梗　生甘草　川贝母　瓜蒌皮　白知母　黄芩　活水芦根

清上之法，又服六剂。溲色已清，诸症悉退，眠食俱安，形神复振。哮喘既平，自宜清补，近交秋令，最得时宜。仍以清上为主，实下辅之。

南沙参　北沙参　天门冬　大麦冬　白知母　川贝母　大熟地　大生地

水叠丸。早晚各服三钱。(《问斋医案》)

【评议】　哮喘因痰热郁肺而发作，清肃肺金为治疗总则。需要注意的是，在疾病后期，肺金得清，痰喘渐平，则又当佐以固下元之品以扶其本，标清本固，哮喘不复作耳。

阳和饮治喘案

宿哮起自幼年，延今二十余载。六味、六君、二陈、三子、小青龙、定喘汤等，遍尝无效。盖伏风、痰饮凝结肺胃曲折之处，为窠为臼，必借真火以煦和，真水以濡润，方能融化。非《医话》阳和饮，乌能奏效。

大熟地　麻黄　制附子　怀山药　山萸肉　白芥子　人参　鹿茸　油肉桂　赤茯苓　菟丝子　胡桃肉（《问斋医案》）

哮喘即《内经》肺积息贲。由于肺风、脾湿挟酸、咸、甜味酿生痰饮，黏于肺系之中，以故胸盈仰息。非《医话》阳和饮加减，乌能取效。

大熟地　麻黄　制附子　北细辛　白芥子　制半夏　制南星　肉桂　鹿茸　银杏（《问斋医案》）

哮喘虽有伏风，总是湿痰盘踞脾肺曲折之处，回搏经络交互之间，岂铢两之丸散所能窥其繁牖，故前哲在立秋前后，用攻剂捣其巢穴，今值其时，拟三化汤下之。

生大黄　朴硝　枳实　川厚朴　羌活　皂角炭

连进三化汤，大下痰涎、结粪盈盆，哮喘立止。宜戒酸、咸、甜味。再以《医话》阳和饮加减为丸，以善其后。

大熟地　麻黄　怀山药　山萸肉　鹿角霜　人参　白芥子　油多肉桂　制附子　赤茯苓　猪牙皂角　白枯矾

水叠丸。早晚各服三钱。(《问斋医案》)

【评议】　阳和饮出自《椿田医话》，方由熟地黄、炙麻黄、制附子、怀山药、山萸肉、白芥子、人参、鹿茸、肉桂、茯苓、菟丝子、梧桐子、胡桃肉组成，具有补脾肾，益肺气，化痰饮之功效。以上三案，均是由于宿痰凝结于脾肺，乃巢囊之痰，胶固难化也，故问斋曰："非《医话》阳和饮，乌能奏效。"以阳和饮肺脾肾三脏同调，使肾阳温煦，浊阴得化；脾阳运化，水湿得运；肺气宣降，水道得疏。如此则胶固之痰饮得以温散，哮喘可瘳。案3先以三化汤者，必有腑实不通，大便秘结之证，故先以该方荡泻腑实，得"痰涎、结粪盈盆"，哮喘乃止，后仍以阳和饮调补三脏，培本之治，以资巩固。

虚实挟杂中治案

冲年哮喘，起自风寒。风伏于肺，液化为痰，风痰盘踞脾肺连络之间，每遇秋冬举发。近乃喘兼咳嗽，痰带红丝白沫，齁船声闻四近，形盛脉细，外强中干。补则风痰愈结，散则正气难支，邪正既不两立，攻补又属两难，暂从中治。

北沙参 老苏梗 苦杏仁 赤茯苓 炙甘草 制半夏 陈橘皮 冬白术 当归身 大白芍 银杏 猪牙皂角灰（《问斋医案》）

哮喘胸凭仰息，自汗不收，饮食少进，虚难议补，实不可攻，从乎中治。

云茯苓 炙甘草 制半夏 陈橘皮 甜杏仁 海螵蛸 榆白皮 脂麻秸灰 皂角炭（《问斋医案》）

【评议】 哮喘虚实挟杂，治疗颇为棘手，问斋提出了“中治”之法。所谓中治，即取其不偏不倚，既要考虑人体正气的亏虚，又要顾其病邪所伤。以上二案均以二陈汤为基本方，以其燥湿化痰，理气和中。案1在二陈汤的基础上，加入北沙参养阴清肺，祛痰止咳；苏梗、杏仁、银杏、皂角化痰止咳，理气平喘；白术健脾利湿，当归、白芍养血润燥。全方配合，健脾燥湿而化痰浊，养阴清肺而疗喘红。案2在二陈汤的基础上，佐以杏仁、皂角、脂麻秸祛痰止咳；榆白皮清利湿热；海螵蛸酸涩敛汗。全方化痰湿，理中气，清肺浊，治虚汗。问斋以“中治”为法，取祛邪而不伤正，扶正而不恋邪之效。

另：据《摘元方》记载，脂麻秸，瓦内烧存性，出火毒，研末。以淡豆腐蘸食之，可治小儿盐哮。

脾湿肺风案

宿哮有年，脾湿、肺风交并。

桂枝　炙甘草　川厚朴　苦杏仁　麻黄　赤芍　制半夏　陈橘皮　白芥子（《问斋医案》）

【评议】 脾湿生痰，外风闭肺，故以宣肺解表，利湿化痰为治。以麻黄汤合二陈汤加减，方用麻黄汤宣肺散寒，止咳平喘；二陈汤、厚朴化湿消痰，行气平喘；白芥子利气豁痰，温中散寒；赤芍活血和营。诸药合用，辛温解表，化痰平喘，用于治疗外感风寒，内有痰湿所致之寒性哮喘。

倒仓之法愈喘案

哮喘即《内经》肺积息贲之属。由于肺风深伏，湿痰上扰，痰染酸、咸、甜味，醞酿如胶如漆，粘于肺管之中。呼吸出入之气不平则鸣，以故喘鸣肩息，不时举发，延今二十余年，诸药不应，无方可拟，惟《医话》变体倒仓法，或可图功，谨录于下，备参末议。

黄牛肉一斤，煮汤一碗，去油净，空心早服，服二十日为度。如无效，再服。服至有效为止，多多益善。

朱丹溪倒仓法，用黄牛肉二十斤，煮浓汤三四碗，隔宿不食，空腹服尽，令其吐下。其法太猛，故后世畏而不行。今用一斤一服，则一日二十斤，分为二十日服，缓缓而行，从容不迫，万无一失，屡奏奇功，难以尽述。凡沉疴痼疾，诸药罔效，皆可行此法。故笔之于此，以俟识者。(《问斋医案》)

【评议】 倒仓法是一种倾去肠胃积旧，涤濯肠胃的特殊治疗方法，是丹溪受西域人之方的启发，用牛肉汤为吐下之剂创制而成。《格致余论·倒仓论》曰："倒者，倾去积旧而涤濯，使之洁净也。……人之饮食，遇适口之物，宁无过量而伤积之乎？七情之偏，五味之厚，宁无伤于冲和之德乎？糟粕之余，停痰瘀血，互相纠缠，日积月深，郁结成聚，甚者如核桃之穰，……"，倡用倒仓法治疗瘫痪、痨瘵、蛊胀、癞疾等疑难杂症。《丹溪心法·哮喘》也指出："哮喘……专主于痰，宜大吐药"。本案据丹溪之意，以倒仓法治疗哮喘之症，同时，又根据患者体质的不同，运用"变体倒仓法"，缓缓而治，使病人易于接受。问斋灵机活法的治学精神及丰富的临证经验于此可见一斑。

丹溪指出：倒仓法“人于中年后亦行一二次，亦却疾养寿之一助也”，故倒仓法不仅可以疗疾，于养生也大有裨益。倒仓法在养生学上的应用，现代文献亦大有报道。

阴液亏虚喘逆案

顾仙槎年越古稀，仲冬偶患痰嗽，服表散药数帖，气喘如奔，欲卧而不能着枕，欲食而不能吸纳，痰欲出而气不能吐，便欲行而气不能送，日夜危坐，躁汗时形，其婿家请孟英视之。按脉虚洪豁大而舌色干绛，溲赤点滴。证属阴亏，忌投刚燥。与西洋参、熟地、苁蓉、枸杞、蒌仁、麦冬、牛膝、茯苓、白芍、冬虫夏草、青铅为大剂，以猪肉煮清汤煎服。果韧痰渐活，坚矢下行，眠食亦安，递以告愈。（《王氏医案三编》）

【评议】 本患为古稀之年，素有阴液亏虚，因患痰喘，复用表散，发为液涸而肾不纳气之喘逆症。所见“气喘如奔，欲卧而不能着枕，欲食而不能吸纳，痰欲出而气不能吐，便欲行而气不能送，日夜危坐，躁汗时形”，其病危矣。舌苔脉象所现，阴亏液涸已甚，故以滋补肾阴为其大法治之。以猪肉煮汤煎药，也取猪肉之补阴之力也。王孟英有曰：“猪为水畜，其肉最腴，大补肾阴而生津液。予尝用治肾水枯涸之消渴，阴虚阳越之喘嗽，并著奇效。”不失为经验之谈，可供临床参考。

清上纳下治喘案

壬子春，沈峻扬年五十七岁，素患痰嗽，年前顾某与小青龙汤一剂，喘逆渐甚。汪某进肾气汤一服，势更濒危。医云治实治虚，不能舍此二法而皆不应，病真药假，不可为矣。王月鉏嘱迎孟英图之。脉来虚弦软滑，尺中小数，颧红微汗，吸气不能至腹，小便短数，大解甚艰，舌红微有黄苔，而渴不多饮，胸中痞闷不舒。曰：根蒂虚于下，痰热阻于上。小青龙治风寒挟饮之实喘，肾气汤治下部水泛之虚喘，皆为仲景圣法。用之得当，如鼓应桴，用失其宜，亦同操刃。所以读书须具只眼，辨证尤要具只眼也。此证下虽虚而肺不清肃，温补反助其壅塞；上虽实而非寒饮，温散徒耗其气液。耗之于先，则虚气益奔；壅之于后，则热痰愈锢，其加病也，不亦宜乎？爰以杏仁、苇茎、紫菀、白前、蒌仁、竹沥开气行痰以治上实，而佐苁蓉、胡桃仁以摄纳下焦之虚阳。一剂知，再剂平。旋去紫菀、白前，加枸杞、麦冬、白石英，服三帖而便畅溺长，即能安谷。再去杏仁、竹沥、苇茎，加熟地、当归、薏苡、巴戟，填补而痊。(《王氏医案三编》)

【评议】“小青龙治风寒挟饮之实喘，肾气汤治下部水泛之虚喘”，本例用小青龙与肾气丸罔效者，乃前医未能辨明疾病之因，药与证违，不仅无益，反致病剧。“读书须具只眼，辨证尤要具只眼也”，孟英之语，道出了临证辨证之重要性，辨证正确，治疗用药才能有的放矢，获桴鼓之效。

久坐气滞痰凝哮喘案

诸暨张某者，有跛疾，业点翠，终日坐，而三四年来行数十武①，即喘不能已，别无他苦，饮食如常。医咸谓虚，频补不应，诣孟英视之。曰：久坐不劳，气行迟滞，痰凝久伏，故为此患。脉缓而滑，岂为虚象？授雪羹合小陷胸加竹茹、旋覆、海

① 武：半步，泛指脚步。

石、杏仁、半夏服之，果吐多痰而愈。（《王氏医案三编》）

【评议】 雪羹汤为王孟英所制之著名的食疗方，方由海蜇、荸荠两味食物调制而成，具有清热涤痰，养阴生津的作用；小陷胸汤出于《伤寒论》，由黄连、半夏、瓜蒌组成，具有清热化痰，宽胸散结之功效；加竹茹、旋覆、海石、杏仁、半夏等祛痰开气。诸药合用，清痰热而宽胸膈，使痰出而喘愈。

中虚痰湿内盛案

（蒋寅）五舍弟树廷，时患喘逆，初冬尤甚，稍食甜物，其病即发。孟英察脉迟弱，苔黄垢而不渴，指冷腿酸，乃中虚痰湿内盛也。授参、术、苍、枳、旋、半、薤、朴、杏仁、生姜之剂。服后痰果大吐，气亦渐平，嗣以六君去甘草，加当归、木香调补而痊。（《王氏医案三编》）

【评议】 本案病本于脾虚失运，湿滞生痰，痰浊中阻，常因外感或饮食不节而诱发喘逆，发作时，以健运中焦，利湿化痰为主。待痰浊渐化，喘逆渐平，以六君子汤益气健脾从本调治，去甘草者，防其壅中助湿，加当归以兼顾营血，木香行气化滞。

阳虚标实案

陈东正　辛苦劳力之人，年近五十，一向时寒时热，咳嗽气急，而苏子、桑皮、枳、桔之药，恣投屡矣。迨至两足浮肿，气急上冲，胶痰满口，卧不着席，医者见其小水涓沥，不知其肾阳不化之故，尤泥其大肠壅滞，未识其肺气不输之因，复误进滚痰丸，气愈急，痰愈鸣。及延余视，肩耸目直，脉辟辟然如弹石，势难逆挽。余悯其贫，求生无法，辞去不忍，姑疏肾气汤，以附子为君，互进黑锡丸五钱。私与其戚徐刘二友及乃郎曰：病本不治，只因尊翁垂危之际，尚有必求余剂死无憾之语，吾益不忍坐视其困。细按仅得一线生机，以小便不长，大解滞涩，盖上欲脱而下未遽脱也。所订汤丸，乃郎竟复与前医相商。其医曰：前后俱秘，岂有可投补药之理。复给丸药一包，约重两许，嘱其急服。乃郎方进药时，适徐刘二友见而掷之，怒曰：竟闻谢氏生平谨慎，特因病势已极，故不肯担此重任，然视病反复，论症精详，足征持重有识，遂将余订汤丸亟进。次早复视，症未增减，脉亦如故，病之安危，犹未敢许。复将肾气汤加五味大剂以进，每剂吞黑锡丸五钱，令其昼夜三剂。是晚虽未能安枕，然辗转反侧，尚可着席，知其气已返矣。越日复诊，指下辟辟弹石之脉，方得柔软于冲和。再进三日，二便如常，卧可安枕。其后或投真武汤，或进景岳右归丸，亟培土金水三脏之本，经月之久，方得散步于外。而起一生于九死者，皆徐刘二友之功也，乃归功于余。因为记之。

《金匮》肾气汤

熟地　山药　山萸　茯苓　丹皮　泽泻　附子　肉桂　车前　牛膝

黑锡丸

右归丸

熟地　枸杞　山萸　山药　菟丝　鹿胶　杜仲　当归　附子　肉桂

真武汤（《得心集医案》）

【评议】　临证治疗，贵在脉症合参以探求疾病之本，方能对症投剂。本案谢氏辨证确切，明确本病因虚而为。肾阳亏虚，开阖失职故小便涓沥；肺气亏虚，肃降失常则咳嗽喘急，大腑壅滞。前医不辨，以化痰、逐痰之剂屡进，症不减而反剧，谢氏以《金匮》肾气方温补肾阳，化气行水，并与黑锡丸同服，既增强回阳固脱之效，又有坠痰定喘之功。待阳气复还，再以调理肺脾肾三脏而收功。用药如用兵也，稍有不慎，失之毫厘差之千里，本案如依前医“投补药”，继以攻下逐痰之剂治之，难免犯虚虚实实之祸也。

阳气失布咳喘案

周维友　高年体盛，素多酒湿，时值严寒，饮食未节，湿邪不走，始则胸紧咳嗽，医以陈、半、枳、桔消导之剂，继则气急痰鸣，更医又谓年老肾气不纳，而姜、附、沉、术、二香之类迭进，病渐日笃。延余视时，气急上冲，痰响窒塞，阻隘喉间，日夜不能贴席。尤可畏者，满头大汗如雨，气蒸如雾，时当大雪之际，不能著帽。问其二便，大解数日未通，小水涓沥难出，满舌痰沫，引之不透。及诊其脉，沉而劲指，知为阴浊上攻，雷电飞腾之兆，正《内经》所谓阳气者，若天与日，失其所，则折寿而不彰。法当通阳泄浊，连进半硫丸，俾得冷开冻解，二便稍利，阳光复辟，阴浊下行，胸膈始舒，而痰壅头汗气蒸诸急，不觉如失，亦阳气得所则寿考彰明之验也。后与冷香饮数服而安。

冷香饮

附子生用　草果　橘皮　甘草炙。各一钱　生姜五片

水煎，冷服。（《得心集医案》）

【评议】 阳气者，具有温煦五脏六腑之功。阳气布化正常，脏腑功能健运。本患素多酒湿，湿热内蕴，阻碍气机运化，阳失于布，浊阴因之留着不化而诸症作矣。故治以通阳泄浊为其大法，阳气通达，脏腑功能复常，浊阴得以下泄，则诸悉症除。

上焦痰热致喘案

姚嶽岩庵比部，年五十八岁，患痰喘自汗，便溏不畅，或以为下元大衰，议用大剂附、桂，予诊脉滑而长，乃上焦痰火为患，以杏、朴、滑、菀、射干、竹茹、蛤壳、鹅管石、芦根等而愈。堂按：方内有鹅管石一味，是上焦虽有痰火，下原亦衰矣。（《乘桴医影》）

【评议】 年近耳顺，痰喘自汗，大便溏泻，似为下元亏虚，但细察其脉象，滑而长。滑者主痰饮实热，长者主阳证、实证、热证之象。综合脉证分析，王孟英（《乘桴医影》作者）辨为上焦痰热症，以清肺化痰，止咳平喘治之而愈。

平肝降逆治喘案

严左（七十二岁，八月） 喘逆未平，咯痰欠顺，丹溪谓：上升之气，自肝而出。操劳动肝，肝气横逆扰动痰饮为患，年高病者是非宜也，脉濡滑近弦，舌苔黄腻。治拟平肝降逆，理气豁痰，附方是否，以候高明酌政。

姜制西洋参一钱五分　真川贝二钱　覆花一钱五分　真紫沉水香三分　蛤蚧尾一对，酒洗去鳞，焙研极细分冲　化陈皮一钱五分，盐水炒软　紫石英三钱，生打　丝瓜络三钱　白杏仁三钱　戈制半夏一钱五分　炒白蒺三钱　竹沥一两，淡姜汁一滴和匀分冲（《凌临灵方》）

【评议】《读医随笔》有曰：“肝者，贯阴血，统血气，居贞元之间，握升降之枢者也。”如肝失疏泄，气失调畅，可致气机逆乱，升降失调。本案患者，素有痰饮内蕴，加之高年之体，平素操劳，肝气因此而动，扰动痰饮，上逆而喘，痰喘之症由是而作。故以平肝降逆，理气豁痰为治，以期肝气疏达，升降有序，痰降浊化，喘逆平矣。

小青龙汤愈喘案

发热恶寒，头疼身痛之暴证，人易辨之。惟久郁肺经而成喘嗽，有似阴虚劳嗽者，不可不辨。郡城西门外奚耦庄客幕于外，上年道途受热，曾患喘嗽，服自便而愈，今复患喘嗽，投自便而加剧，医亦概用清肺补肺，终不见效。自疑为阴虚重证，彷徨无措，遂延予诊。余为脉象见紧，似数非数，前患暑热，故自便可愈。今患寒邪，故反增剧，用小青龙汤而愈。(《医学举要》)

【评议】 小青龙汤出《伤寒论》，是治疗外感风寒，内停水饮引起咳喘的传世名方。本例喘嗽屡发，痰饮内留可知。今感寒邪，脉象见紧，分明属外寒内饮之证，故小青龙汤投之而愈。

气血两燔喘嗽案

南汇本城谢凰鸣年七十有四，因上年秋间涉讼到郡，舟中冒暑，即发温疟，微寒恶热，胸膈痞闷。余适寓郡城，用清心凉膈散而寒热止，继用半夏泻心汤而痞闷除，旋即结讼回南，不再服药。延至初冬，喘嗽大作，医用疏散，愈治愈剧。至新正初十外，日夜不能交睫，痰涎盈盆盈碗，嘱其子恩荣等速办后事，无余望矣。适有徽友汪郁廷在座，谓此证仍请予诊治，必有出奇制胜之处。郡城仅一浦之隔，何不专舟邀归以一诊。凰鸣平日持家甚俭，因欲死里求生，不得不从汪议，余亦以世好难辞，即束装东归。时已正月十六夜，诊毕，即知其误用辛温，许以尚可挽救，方用大剂白虎，参入大剂犀角地黄，坚服四十余日而全愈。若不细察其脉，而但拘年齿以施治，必至抱怨九泉。至嘉庆二十五年，重游泮水，至道光五年，已八十有四。一日不饮蔗汁梨浆等味，即大便艰涩，辛温误人有如此。(《医学举要》)

【评议】 古稀之年，因冒暑温，虽经调治，余邪未净，入冬喘嗽大作，为内郁温热之邪所作。前医辨证不清，见发于初冬之喘嗽，即用辛温疏散治之，愈治而愈剧。药用白虎清气分邪热，犀角地黄清营凉血。以方测证，本例当属气血两燔之证，妙在非见喘治喘，乃“辨证求因，审因论治”，图本之法也。

喘急危证验案

甲申春季，诚济堂王耀庭兄请诊。诊得脉象浮大无伦，两尺沉伏，舌有薄白之苔，平铺满布，咳痰盈碗，喘息肩耸，喉声响响然，气短语言不续，小便点滴不通，起卧均不适，举家惶然。余以为湿痰中郁，外感风邪也。大凡人有外邪感冒，初起必有白苔，满布舌边，至于舌边无苔，湿苔在中而毛，此乃外邪渐解，或系久病变象。至于杂症，舌苔变现无定，又不能拘泥，不得与外感初起之舌并论也。此症因时交春令，外受风邪，皮毛闭郁，缘风为阳邪，鼓荡营卫，触其当令之木火，风火相击，湿痰在中；又因风火冲击而升，不得下降，以致风火湿三邪共犯肺胃，是以异常喘急，证情危险矣。治法用薄荷、前胡、半夏、杏仁、橘皮、淡芩、茯苓、泽泻、苡仁、石斛、滑石、生草等，一剂平，两剂愈。(《吴东暘医案》)

【评议】 本案喘息肩耸，证情表现岌岌可危，但吴氏通过脉象与舌诊的分析，结合时令的变化，认为是因风邪外感，湿痰中郁所致，故以发散风邪，佐以清热利湿为法，获效迅捷。本案所示，只要辨证正确，轻剂也能愈重病。

温化痰饮案

纳谷主胃，运化主脾。脾不能为胃行其津液，皆由命火式微，水精艰于四布。水积于阴则为饮，水凝于阳则为痰。痰饮上干于肺，肺失清肃之权，遂令咳喘交作。法当投姜附通阳以化浊，俾运行不停；宜进参术补土以生金，使节制不失其度。痰饮无由而生，贵恙自可渐减也。

六君子加干姜五分　五味子五粒，研　北细辛三分　紫石英一钱五分　熟附片一钱五分（《寿石轩医案》）

【评议】 痰饮阻肺，肺气不降，上逆为咳为喘。病位在肺，但实由脾虚不运，留湿成痰所致，故治疗针对病因所在，遵张仲景“病痰饮者，当以温药和之”之旨，运用健运脾阳，温化痰饮之法治之。然则脾阳之运，有赖肾阳之温熙，故方中在六君子汤益气健脾的基础上，加用附子、紫石英等温补肾阳，干姜、细辛等温肺化饮，五味子敛肺止咳。如此则脾运健，痰湿化，肺之清肃有权，则咳喘自平。

外台茯苓饮验案

脾不能为胃行其津液，致成痰饮，饮邪上干于肺，遂令咳逆气喘，脉象弦滑。病已有年，恐非一击可破。拟用外台茯苓饮加味，观其进退。

云茯苓三钱　陈橘皮一钱五分　炒枳实七分　太子参一钱五分　五味子五粒，杵　乌饭子一钱五分　法半夏二钱　北细辛二分　生苡米三钱　银杏叶七片（《寿石轩医案》）

【评议】 本案之关键在于“病已有年”，肺脾二脏已虚，虽有痰饮蕴肺，但非逐饮祛痰所宜，治疗先以外台茯苓饮益中气，消痰饮，嗣后再图加减。外台茯苓饮又称茯苓饮、茯苓汤，方由茯苓、人参、白术、生姜、枳实、橘皮组成，主治心胸中有停痰宿水，自吐水出后，心胸间虚气满，不能食。《医宗金鉴》释之曰："上、中二焦气弱，水饮入胃，脾不能输归于肺，肺不能通调水道，以致停积为痰，为宿水。吐之则下气因而上逆，虚与气结，满不能食，当补益中气，以人参、白术为君；茯苓逐宿水，枳实破诸气为臣；开脾胃，宣扬上焦，发散凝滞，则陈皮、生姜为使也。"故本案以茯苓饮消痰气，喘平而愈。

忧悲伤肺咳喘案

叶石文之姊，年七十余，因伤子而丧气，咳嗽气喘，医者误认为寒，妄用麻黄等药发散不愈，复用苏子、厚朴以降其志，肺气伤而又伤，津液为表药所耗，一月之内，口无津唾，大肠亦随咳而脱出，百计不收，延余诊之。六脉俱疾，肺脉尤甚，谓之曰：此肺气干燥之候，易治也。石文曰：近日大肠突出不收，此何以故？余曰：此即肺病不已，移病大肠者也。渠因丧子而伤气，医者不知，误用降气耗气之药，使肺气伤而又伤。夫肺在人身，名曰娇脏，多方保护，尚恐致损，其可妄用攻伐乎？肺不胜病，故移病于大肠，此大肠之所以突出也。本身津液，逼出为汗，发汗过多，是以口无津唾也。此时唯有生津保肺一法可以获效，方用麦冬八钱、天冬八钱，使其大生津液；生地五钱、白芍五钱，使其滋化源以平肝逆；复以枯芩三钱，清肺热；升麻一钱，升肺气；甘草二钱，固中州；因其年老气衰，更加沙参一两以补气。一服津生，再服咳愈，数服之后，大肠收缩如故。（《医案类录》）

【评议】《素问·举痛论》曰："怒则气上，喜则气缓，悲则气消，恐则气下……惊则气乱……思则气结。""悲则心气急，肺布叶举，而上焦不通，营卫不散，热气在中，故气消矣"。悲则气消，是指过度忧悲，可使肺气抑郁，意志消沉，肺气耗伤。《医醇剩义·劳伤》也说："悲则气逆，膹郁不舒，积久伤肺。"本案患者因伤子而悲伤过度，耗伤肺气，肺气不足，咳嗽气喘，复被前医误用发散降气，肺之气阴更为亏虚，罗氏（《医案类录》的作者）据脉凭证，认为"唯有生津保肺一法可以获效"，治之果然应手而愈。本案的治疗，罗氏能结合患者个体情况，运用中医七情和脏腑表里理论进行诊治，不仅对支气管哮喘的治疗颇有启发，其辨证之思路，对其他疾病也有指导作用。

久病不作虚论治案

陶渭川，戊寅，小娘泾。喘咳廿年，今加身热失血，喘咳尤甚，纳减口苦，苔腻。乃伏暑外邪，痰火烁金，治以清降。

枇杷叶五钱　苡仁三钱　旋覆花二钱　金斛三钱　冬瓜子三钱　杏仁三钱　代赭石二钱　藕汁一杯　川贝母三钱　竹茹二钱　侧柏叶炭一钱半

血止，卧则喘，坐即止。病虽廿载不作虚论，当予色白味淡，以宣肺渗湿，肺气降肃，逆流之水自顺矣。

苡仁一钱半　冬瓜子三钱　茯神三钱　枇杷叶三钱　杏仁一钱半　白灯心二钱　射干一钱半　金石斛三钱　通草一钱　川贝母二钱　苇茎五钱（《慎五堂治验录》）

【评议】《金匮要略》云："夫病痼疾，加之卒病，当先治其卒病，后乃治其痼疾。"该患喘咳廿年，久病必虚，但近因暑邪为病，故治疗以祛邪为主。钱氏（《慎五堂治验录》作者）根据中医五行配五色之理论，在调治肺气功能时，选择白色味淡之药物为主，色白入肺，味淡利湿，从而达到宣肺渗湿之作用。这对我们临床治疗有很大启发，不仅在药物选择上，而且对于容易反复发作哮喘患者，平时也可多吃一些白色的食品补助肺气，以减少哮喘的发作次数，如白扁豆、冬瓜、梨、白萝卜、银耳、藕、百合、茭白、莲藕、米面、豆腐、花菜、竹笋、怀山等。

解表肃肺治喘案

张永发内，甲申三月，隔壁。感受风邪，宿哮随发，且拟辛平降气。

桑叶三钱　牛蒡子三钱　橘红六分　螺蛳壳四钱　苏叶一钱半　苏子二钱　象贝母二钱　薤白一钱半　前胡一钱半　光杏仁三钱　蒌皮一钱半

咳喘太甚，汗多脉浮，权主镇降。

代赭石三钱　旋覆花一钱半　橘红七分　紫石英三钱　桑白皮四钱　车前子二钱半　煅磁石三钱　甘杞子二钱半　淮牛膝一钱半　全胡桃二枚　射干七分，后入

喘咳大减，加白前五分，后入补骨脂一钱半，炒。(《慎五堂治验录》)

【评议】 肾不纳气是本例的病机关键所在，故二诊改投补肾纳气为治，咳喘大减。方中紫石英、磁石、杞子、怀牛膝、胡桃、补骨脂，均为补肾纳气要药，值得取用。

温阳化饮愈痰喘案

沈耕斋，壬午，山桥。饮邪支肺，咳喘卧甚，三月不止，便难溲赤，脉弦滑，舌白厚。本当温化，时在夏令，权用清降。

杏仁　冬瓜子　橘皮　蛤壳　紫菀　旋覆花　宋夏　射干　白前　枇杷叶　茯苓

改加桂枝，痊愈。(《慎五堂治验录》)

【评议】《金匮要略》指出："病痰饮者，当以温药以和之"，这是治疗痰饮病的重要法则。案云"本当温化"，即此意也。无如病发于夏令，故权用清肺化痰，降逆平喘为主，而"改加桂枝痊愈"，足见温阳化饮之重要。

痰阻气机咳喘案

罗少耕内，壬午，蓬莱镇。素有痰疾，壬午秋月疟后伤风，日晚寒热，咳嗽气喘，痰稠，突然胸闷神昏，默默不语，目翳而闭，面如沃丹。作痰阻气机，肺气不宣治，用枇、蒌、旋、芩之类，一剂吐出稠痰盆许，胸舒神清，目张翳退。停药二日，诸症复作，诊得脉形左弦右滑，头痛无汗，询得换衣而复，不无风邪外闭之因。即以前方加蒡、前、半夏，汗出而神清喘定；咳复作，痰出难，用冬瓜子、紫菀、白前、杏仁、橘皮、竹茹，一剂知，二剂已。(《慎五堂治验录》)

【评议】 哮喘重证，常见胸闷憋促，乃气机因痰浊阻闭使然。《素问·六微旨大论》曰："出入废则神机化灭，升降息则气立孤危。"此时宣畅肺气极为重要，气机升降正常，诸症可除。本例先后几诊，宣肺化痰一以贯之，故收全功。

木火刑金气喘验案

沈，左，十二月。灼热少汗，两胁刺痛，喘咳鼻煽，痰声如锯，舌绛，苔糙，脉形弦数。风火交炽，急宜清泄，庶免逆走宫城之险。

羚羊角　牛蒡子　杏仁　翘心　川贝母　丝瓜络　桑叶　茅根　马兜铃　旋覆花　薄荷　芦根(《慎五堂治验录》)

谭，左，十一月。灼热少汗，气喘咳嗽，痰声如吼，两胁赤痛，鼻煽鼻衄，面红目赤，夜则神昏谵语，脉弦数大，舌红苔黄。风温内扰，引动木火，火旺囚金，金失清肃，拟清热熄风为治，邪从卫泄方妥。

羚羊角　连翘　茅根　牛蒡子　枇杷叶　杏仁　薄荷　紫荆皮　石菖蒲　川贝　桑叶　旋覆花　竹二青

又，去菖。（《慎五堂治验录》）

【评议】　以上二例均为木火刑金致喘案。金克木，肺金的清肃下降，可抑制肝阳的上亢。今因木火太旺而反侮肺金，致使肺金受損而喘逆大作，并有热盛生风，逆传心包之变。值此危急关头，当以泄肝火，清肺金为治，如果辨证不明，见喘治肺，肝火不清，不仅喘不能愈，且有肝火煽风之危证矣。又，此二例颇似现代医学急性肺炎，处方用药可资借鉴。

老年元海亏虚咳喘案

青浦徐星甫太守之母。年过七旬，乙酉十二月患似伤风证，咳嗽自汗，神倦懒语，动则气喘如吼，痰亦随壅。陆紫兰作伤风治，益剧。余诊脉细弱不应指，而尺部空弦，勉用吉参、龙牡、杞、归、铅、膝等镇补纳气，一候而康。语云：愈病非难，识病为难；识病非难，决病为难。斯言信矣。此症王氏所谓“似伤风”而实非伤风也，设投表剂，危亡可计日而待也。大凡老年下虚之人，多有此症，若患咳嗽，每每震伤元海，上冲莫制，痰随气涌，喘促如吼，苟不急摄真元，不时即脱，我见实多。（《慎五堂治验录》）

【评议】 古稀之年，元气已亏，治当图本，若不明此理，治之益剧，甚或危殆立至。本案所治，即以急摄真元而安。案中“愈病非难，识病为难；识病非难，决病为难”，实乃临床诊病之要言，只有识得这难上加难，临证处方用药方能切中肯綮，获桴鼓之效。

真武汤温阳镇水治哮喘危证案

葛味荃署忠州刺史时，于夏日半夜，忽患汗喘吐泻之症，余时任汛事，署在城外，俟天明，延余诊视。其脉浮无力，大汗大喘，吐泻兼作，腰疼欲折，其势甚危。署中有知医者，已拟用藿香正气散，窃幸煎而未服。余谓：此症系由肾水上泛，真阳外浮，若服散剂，必至暴脱。况夏日阳浮于外，阴伏于内，乃真阳外浮之症，并非感冒，藿香正气散断不可服。即用真武汤招阳镇水，汗喘自止。一剂喘汗俱平，二剂吐泻皆止。随用温肾固脾之药调理而愈。（《温氏医案》）

联军门星阶镇重庆时，余隶麾下，有疾皆令余治，优礼有加，赏识逾分，委权巴汎，四历星霜，感恩知己，兼而有之，嗣奉督宪，饬回忠州本任。乙亥冬忽患痰喘之症，医家误认肾虚作喘，概用滋阴补肾之剂，其喘愈甚，渝城不少名医，遍延无效，气息奄奄，众皆束手，不得已飞函赶余回重医治。来使舟行，下流如飞，一昼一夜，即到但忠，距重陆路八站之遥，兼程而进，恰只四朝，到时晋谒，见其人事恍忽，痰声如锯，气喘吁吁，诊其六脉沉迟，四肢冰冷。此乃水泛为痰，阴霾用事，何堪滋阴之腻，如再稍迟，必气高不返矣。余即用真武汤回阳镇水，连服二剂，随得厥回气平。继用苓桂术甘及六君子汤调理而愈。(《温氏医案》)

【评议】 以上二案，前医辨证用药有误，险些酿成大祸，好在温氏及时纠正，针对病因，用真武汤温阳镇水治之而瘳。《内经》有曰："知其要者，一言而终；不知其要，流散无穷。"临床辨证不明，未免有虚虚实实之祸矣。

高年喘嗽小青龙汤治愈案

章云亭，年届古稀，冬日患吼喘咳嗽。医谓肺虚水亏，概用补肺滋水之剂，愈服愈剧，甚至喘息胸高，不能睡卧，每夜坐以待旦，自分必无生理，其子求余诊治。审其脉现沉紧，乃寒入少阴，水气凌肺，宜用小青龙汤以温散寒邪。其子见有麻黄、细辛，恐其年老不胜药力。余曰：此方乃和解之剂，有开有阖，非大散之品，常云有病则病当，非此方不能平其喘咳，其疑始解。煎而服之，次日喘平咳止，身始安枕。随用温平之剂，调理而愈。今人一见麻、细，畏其大表，至于羌活，气味雄壮，全不畏忌。殊知麻、细二味，仲景伤寒各方屡屡用之，皆由医家误用，与病相反，是以病家畏惧，由其未读《神农本草》，不谙其性耳。犹如正人身负恶名，岂不冤哉！（《温氏医案》）

【评议】 本案对小青龙汤的释义解惑，对临床应用本方颇有启迪，未可草草读过。

凭脉辨证疗虚喘案

吴燮臣司业父刑部毓春公咳喘呃逆，延余诊视，脉七八至将绝之候，服殿撰[①]陈冠生方石膏、黄连多

① 殿撰：宋有集贤殿修撰等官，简称殿撰。明、清进士一甲第一名例授翰林院修撰，故沿称状元为殿撰。

日，以至此剧。余拟肾气汤加减，以救垂绝之阴阳，服之见效。次早来请，以为得手，至则见喘已轻，呃逆已止，精神大好，原可挽回，复依原方加以滋阴扶阳之品，适陈冠生至，持方连曰：火上添油也。余请示姓名，知为殿撰。曰：何知为热？陈曰：脉数。曰：浮数为风热，沉数为寒热，洪数为大热，数而有力为实热，数而无力为虚热。今数而无力，不及之象，犹灯油将尽，拍拍欲绝之候，添油犹恐不燃，若加滴水即灭矣。陈曰：脉之理微。曰：诚然，然优人[1]胡琴二弦，三指挑拨，五音合调，君能之乎？陈曰：未习也。曰：以此即知脉理，未习故不知也。遂辞。燮臣司业送出，询以病势，余曰：若听陈君主政，预备后事，不出三日也。旋陈病，自用苦寒之药亦亡。（《许氏医案》）

【评议】 脉诊是中医学独特的诊疗方法之一，脉象的变化往往能正确反映人体正气的盛衰及病邪的轻重。本案即是通过脉诊断以肾虚，用肾气汤救垂绝之阴阳而获效。许氏临证审证细致，尤重切脉，于此可见一斑。观现今临床，脉诊的运用渐渐地被人们所忽视，尤其是一些年轻的中医人员，不

① 优人：优子，古代以乐舞、戏谑为业的艺人。

能认真体会脉学原理。张仲景《伤寒杂病论》指出："观今之医……按寸不及尺，握手不及足；人迎、趺阳三部不参，动数发息不满五十……所谓管窥而已。"加强脉学知识的学习，充分发挥中医脉诊在临床诊断中的作用，是一项迫在眉睫的重要工作。

治暑喘用石膏案

壬辰秋，余至天津，适张汉卿观察[①]病气喘甚剧，终夜不得卧，绵延已月余，邀余往诊。脉虚细数，审是夏季伏暑未清，阴虚火升为患。用润气汤加石膏，一剂，喘嗽平，能安睡矣。后承是意加减，两旬余而愈。(《诊余举隅录》)

【评议】 本案之喘，实由伏暑郁内，火逆而上，故治疗不仅要顾护被暑邪内耗之肺阴，更要清泄上逆之火邪，方中加用石膏，即是此意矣。对于喘证用石膏，陈延儒（《诊余举隅录》的作者）阐述道："盖暑喘用石膏，犹之寒喘用干姜，虚喘用人参，实喘用苏子，不遇其症则已，既遇其症，必用无疑。"

① 观察：唐、宋诸道设观察使，明清称各道道员为"观察"。

陈氏临证强调要“随时论病，随病论治”，于此可见一斑。

气喘肺胃同治案

顾石泉　肺感风邪，久恋不解，前月中旬作课熬夜，凉气复袭，卫气为邪所阻，以致阳气屈曲不舒，而为身热。热则痰湿尽行蒸动，营卫循环失度，以致寒热纷争，有如疟状。痰既阻遏，则浊气不能下降，清津不能上升，以致津乏来源，舌光口渴。痰湿熏蒸，以致溱溱汗出。胃为十二经之总司，主束筋骨而利机关，所以《内经》治痿有“独取阳明”之说。今湿痰蕴遏，阳明不主流利筋骨，所以两足忽然痿强，此皆未发气喘时之情形也。今咳嗽反止，而气喘难卧，冷汗直出，四肢厥冷。是肺气但主于出，而不能下纳，自然有此等一虚难挽之象。然所以致虚者，喘也，其所以致喘者何哉？盖肺主右降，胃府居于肺下，肺胃之分，久为痰湿占踞之区，一朝而塞其右降之路，所以暴喘不止，而所吐之痰，反不若平日之多矣。一嗳则喘略松，即是胃实。丹溪云：气有余便是火。气火上逆，浊邪化燥，口起白腐矣。脉象无神，脱兆已著。至于治法，则李士材云：因虚致病者，当治虚其病可退，因病致虚者，当治病其虚可保。挥蚊掠汗，作此梦语，以备商榷。

川桂枝五分　淡干姜五分　煨石膏七钱　光杏仁四钱　生薏仁五钱　冬瓜子五钱　枳壳一钱　青芦管一两（《张聿青医案》）

【评议】 肺胃之经脉相连，肺之经脉绕胃口，胃之经脉贯膈达胸。肺主气，胃主受纳，肺胃气机咸以下降为顺也。同时，肺与大肠相表里，肺气借胃气下降之力以肃降大肠，如肺胃清肃失司，上而为喘，下则大便秘结。肺胃在生理病理上息息相关。方仁渊《哮喘论治》指出："古人谓：实喘治肺须兼治胃……。"张锡纯《医学衷中参西录》也曰："不知胃气宜息息下行，有时不下行而转上逆，并迫肺气亦上逆即可作喘。"均道出了治哮喘之实证，当在治肺之同时，兼顾治胃。从肺从胃治实喘，临床有寒热虚实之分。如因胃气上逆，使肺不得肃降，上逆为喘，当兼降胃气；因胃热上冲犯肺，清肃失司，上逆为喘，当清泄肺胃之邪热；因胃湿停滞，痰浊上渍于肺，肺气肃降无能，逆而作喘，当运湿化痰兼以理气。治肺治胃，或降或清或运，临证当辨证论治，随机化裁，方能获效。

灵机活法愈喘咳案

严　辛温寒合方，气喘大减。的是寒热互阻于肺。不入虎穴，焉得虎子，效方进退。

炙麻黄后入，五分　生甘草三分　橘红一钱　枳壳炒，一钱五分　茯苓三钱　光杏仁三钱，打　石膏三钱，煨　广郁金一钱五分　生姜汁三滴

二诊　哮喘复发。暂用重药轻服。

麻黄蜜炙，三分　生熟草各二钱　淡干姜三分，五味子四粒同打　茯苓三钱　石膏煨，打，一钱五分　白芍酒炒，一钱五分　川桂枝三分　制半夏一钱五分　北细辛三分　杜苏子三钱

三诊　用喻氏法，初服甚验，再服气喘复甚，其喘时重时轻，经月已来，浊精自出。脉沉弦，右部虚软。下虚上实，用雷少逸法。

制半夏一钱五分　熟地炭四钱　杜苏子炒打，三钱　车前子盐水炒，二钱　上川朴七分　前胡一钱　白茯苓三钱　牛膝炭三钱　紫口蛤壳五钱　橘红一钱

四诊　标本并顾，气喘大定，精浊亦减。的是上实下虚，虚多实少。前法扩充。

制半夏一钱五分　苏子炒研，三钱　川桂枝四分　车前子盐水炒，三钱　粉前胡一钱　橘红一钱　奎党参二钱

淮牛膝盐水炒，三钱　熟地五钱，炙　胡桃肉一枚，打，入煎

五诊　投剂之后，气喘未发，而胃气呆钝，形体恶寒。肾气不收，痰饮上踞。拟上下分治。

制半夏一钱五分　苏子炒研，三钱　白茯苓三钱　粉前胡一钱　橘红一钱　车前子盐水炒，二钱　旋覆花绢包，二钱　光杏仁三钱　怀牛膝三钱　都气丸五钱，分二次服

六诊　恶寒已退，痰喘未发。上实下虚无疑。再上下分治。

制半夏一钱五分　茯苓三钱　车前子盐水炒，三钱　淮牛膝盐水炒，三钱　杞子三钱，炒　苏子三钱　橘红一钱　紫蛤壳六钱　淮山药三钱，炒　萸肉二钱，炒　枇杷叶去毛，四片　都气丸六钱，分二次服

七诊　肾阴渐得收摄，而阳升头胀少寐。阳之有余，阴之不足也。前法扩充。

生地四钱　山药三钱　牛膝盐水炒，三钱　生白芍二钱　云茯苓二钱　萸肉二钱，炒　车前子盐水炒，二钱　生牡蛎五钱　夜交藤五钱　龙骨三钱，煅　都气丸五钱，分二次服

又补方　痰饮停于肺胃，肾本空虚，稍一感触，辄引动内饮，而为喘为咳。喘咳不已，肾气从而上逆，所以极重之际，用滋肾归纳法，如鼓应桴，则是虚中有实，而实少虚多也。当以根本为重。

大熟地姜汁炙，十二两　怀牛膝盐水炒，一两五钱　补

骨脂盐水炒，二两　白茯苓三两　上绵芪盐水炙，三两　甘杞子三两　制半夏一两五钱　巴戟肉二两　杭白芍酒炒，一两五钱　萸肉炒，一两五钱　制首乌四两　车前子盐水炒，一两　於术二两，炒　菟丝子盐水炒，二两　山药三两　陈广皮一两　胡桃肉三两，打　奎党参三两　紫口蛤壳五两　芡实三两，炒　炙黑草五钱　潼沙苑盐水炒，三两

上药煎三次，收干，以龟板胶一两、鹿角胶二两、阿胶二两，溶入收膏，每服七八钱，开水冲服。（《张聿青医案》）

过左　喘之一证，在肺为实，在肾为虚，此指气而言，非仅关于痰也。今痰多盈碗，喘咳声嘶，背脊恶寒，口腻不渴。脉象右部细弱而滞，左部弦大。良由气弱生痰，肝肾素亏之人，木失涵养，因于启蛰之时，气上升发，宿饮停痰，尽从上逆，肺降之道路蔽阻，出纳皆失其常。深恐其上愈实，其下愈虚，阴阳有离决之虞。夫痰浊水沫，皆属阴类，所以饮家有当以温药和之之例。然浊阴弥漫，断无颧红能食之理。则是肺欲其温，而肾欲其清也。拟辛温寒合方。

川桂枝四分　白茯苓三钱　淡干姜四分　海蛤粉五钱，包　煨石膏三钱，研　炒麦冬二钱　北沙参五钱　杏仁泥三钱　五味子六粒，同干姜打　二泉胶蛤粉炒松，一钱（《张聿青医案》）

【评议】 病有阴阳、表里、寒热、虚实之不同，治有清温补泻之异。但临床上许多疾病往往是寒热兼杂，虚实兼顾，治之颇为棘手。以上二案，针对疾病不同的阶段与变化，或寒温合用，或攻补兼施，或标本兼顾，足见张氏临证经验之丰富，用药之老道，令人叹服。同时也启示我们，临床上针对病情的多样性，要随机化裁，灵活配伍，据症发药，方能获桴鼓之效。

补纳肝肾治喘案

邱左 痰湿素盛，而年过花甲，肝肾日亏，木少滋涵，于一阳来复之后，骤然气喘，痰随气上，漉漉有声。其病在上，而其根在下，所以喘定之后，依然眩晕心悸，肢体倦乏，肝木之余威若此。下焦空乏，不足以涵养肝木，略见一斑。脉象左大少情，右濡细软。诚恐摄纳失职，复至暴厥。

炙熟地四钱 海蛤粉五钱 朱茯神三钱 煅龙骨三钱 炒杞子三钱 牛膝炭三钱 煨磁石三钱 白归身酒炒，二钱 炒白芍一钱五分 沙苑子盐水炒，三钱

二诊 补纳肝肾，症尚和平，然左脉仍觉弦搏。下焦空乏，根本之区，不易图复，理所宜然。

龟甲心五钱　牛膝炭三钱　沙苑子三钱　炙河车三钱　茯苓神各二钱　炙生地四钱　海蛤壳六钱　煅龙齿三钱　炒白芍二钱　建泽泻一钱五分

三诊　左脉稍敛，心悸眩晕俱减。再摄纳下焦。

龟甲心五钱　牛膝炭三钱　紫河车三钱　海蛤壳四钱　川断肉三钱　生熟地炙，各三钱　煨龙骨二钱　粉丹皮二钱　炒白芍一钱五分　沙苑子盐水炒，三钱　泽泻一钱五分

四诊　脉象较前柔静，饮食亦复如常。虚能受补，当扬鞭再进。

龟甲心七钱　辰茯苓三钱　泽泻秋石拌炒，一钱五分　生熟地四钱，炙　紫河车三钱　海蛤壳一两　沙苑子盐水炒，三钱　杭白芍一钱五分　粉丹皮二钱　龙齿三钱，煨　牛膝三钱，炒　厚杜仲三钱

五诊　滋填甚合，再参补气，以气为统血之帅，无形能生有形也。

人参须七分　黑豆衣三钱　女贞子三钱　厚杜仲三钱　白归身二钱　生熟地炙，各四钱　元武板八钱　杭白芍酒炒，一钱五分　粉丹皮二钱　西潞党元米炒，三钱　煨龙骨三钱　泽泻一钱五分

用紫河车一具，微炙，研末为丸，每日服三钱。（《张聿青医案》）

【评议】 高年之体，下焦亏虚日久，治之非易，本案辨证明确，图治坚守补纳肝肾法，不仅气喘渐平，且肝木得肾水之涵养使上亢之阳潜伏，脉转平和，诸症渐愈。所用补纳肝肾之药，如杞子、熟地、龟甲、牛膝、紫河车等，对肾不纳气而致喘促，颇为适合。

膏方调治哮喘案

杨右 感邪失表，邪伏肺腧，以致稍一感触，辄作哮喘。除访择针灸好手按穴针灸外，进以梨膏，以开通肺络，而润肺金。

蜜炙麻黄五钱，另煎去沫，冲入 川贝母一两五钱，去心 冬瓜子一两五钱 云茯苓四两 光杏仁三两 洋糖拌石膏五两 苏子水浸打烂，绞汁，四两

上药煎为浓汁，用秋梨四斤，去核切片绞汁，同以上诸药汁及苏子汁，炭火收膏，将成时加入白冰糖三两，以滴水成珠为度，每服一调匙，晚间或临卧服。(《张聿青医案》)

【评议】 药食同源，中医历来就非常重视饮食疗法，如《内经》有“毒药攻邪，五谷为养，五果为助，五畜为益，五菜为充”的论述，《备急千金要方》

也曰："为医者，当须先洞晓病源，知其所犯，以食治之，食疗不愈，然后命药。"梨为人们平时喜食的水果，入肺胃经，具有清热化痰的作用，本案就是运用药食同源理论，以梨为主制成膏剂服用，配合针灸疗法调治哮喘病。笔者临床体会，哮喘病每在秋冬之季易于发作，而在入冬前服用一些膏方进行调理，往往能够起到减少发作次数及减轻发作症状的作用。本案之梨膏不失为一款适合哮喘病患者服用的膏方，当然临床还应根据患者的不同症状进行药物加减。

从本治肾案

荣左　右肩臂作痛，前言阳明络虚，风痰入络，化痰宣络，如鼓应桴。调理之计，似可执守成法，无俟更章矣。岂知有不然者。病有标本，标可从治，化痰宣络是也。病标既退，自当及本。即如气喘曾发数次，至今行动每苦气逆，如果因痰而喘，于痰邪之外，别无所因，则于喘过之后，平日必有咯出之痰，何能泯然[1]无迹。吾人呼出之气，出于心肺，吸入之气，入于肝肾，所以肺在上主气之出，肾在下主气之

① 泯然：形迹消灭的样子。

纳。惟下虚斯肾虚，不能仰吸肺气下行，气至中途，即行返出，此其所以为喘也。所以发而止，止而不轻复发者，以下虽空乏，无所触引，尚堪收摄，惟行动触之，几不能摄耳。肝为肾子，水亏不能涵木，木燥生风，肌肉跳动，时而眩晕，皆风木亢盛之象，故曰病标既退，自当及本。拟益肾阴而不涉腻滞，助肾气而不涉刚燥，仍参蠲饮以治其上。

制首乌四两，炒　阿胶珠二两　大生地姜汁炙，四两　杭白芍一两五钱　炒杞子三两　云茯苓二两　厚杜仲二两　广橘红一两　生蒺藜二两　酒炒白归身一两五钱　小胡麻一两五钱　川断肉一两五钱　煨天麻一两　大有芪二两，防风三钱煎汁炒　盐水炒潼沙苑二两　龟板胶二两，牡蛎粉炒　吉林小兼条参一两，另研和入　生牡蛎二两，另研和入　大天冬一两五钱　大麦冬一两五钱　炒萸肉一两五钱　牛膝炭一两　滁菊花一两　桑寄生二两　炙黑草五钱　炒於术一两五钱　制西洋参二两

上为细末，用桑枝膏打糊为丸，每晨空心服三钱，下午半饥时服一钱五分，开水送下。（《张聿青医案》）

【评议】 病分标本，治分先后；急者治标，缓者治本。患者所发气喘，病根在肾虚不纳，治以益肾补虚为法，所选药物，以“益肾阴而不涉腻滞，助肾

气而不涉刚燥”为原则，确为经验之谈，对临床选方用药颇有启示。

实喘治肺兼治胃案

顾　痰喘宿病，因产后而发，咳逆痰粘，息促偏卧。肺胃有痰浊阻窒，复感风温，蒸蕴而发，肝络上逆，肺不下降。当疏肺胃，和络降逆。

旋覆花　代赭石　归须　橘红　半夏　冬瓜仁　杏仁　紫菀　苡米　牛膝炭　牡蛎　银杏肉　胡桃肉（《柳宝诒医案》）

【评议】　方仁渊《哮喘论治》：“实喘治肺须兼治胃”，此之谓也。

上败中虚信巫致死案

武昌杨干臣，翰林也。其次子十四岁，二月放风筝冒风，咳嗽多痰。医者谓其体弱阴虚，令服滋阴降火药，三剂而瘳。旬余又发，又进二剂而瘳。如是，已屡发屡愈矣。至五月，则干咳无痰，咳仅三五声，声亦不扬，尚不为意，后渐肢体倦怠，夜间发热，饮食日减，肌肤日瘦，遂复迎前医为治，云：阴虚甚矣！因养阴补气不效，而易医数辈，方药杂投，百无一应。吾同事殷东屏为之介绍，延予为诊。予往，见其形容黑瘦，骨削如柴，汗多不敛，喘急气逆，不能伏枕，日夜需人拥护，喉中痰鸣，腹大如瓜，大便溏泻，小便涩少，口渴喜饮，善饥不能多食，舌本紫而发青。诊其脉，浮大而弱，重按则小，尚未绝也。余曰：此症全因误治，以至此极。先因风邪屡为阴药阻遏，风邪内闭，胃气先伤，故倦怠、肌消、夜热、食减也。后医又不知辨症，补泻温凉用之不当，风邪未去，中气大衰，升降无权，失其常度。胃气本当下行传糟粕于二便，今不下行而反上犯，致浊痰填塞肺窍而喘促不寐；脾气本当上行，升津液以润心肺，今不行而反下陷，致阴液下出谷道而泄泻、口干。脾胃既亏，真气散失，则腹胀肌消，风邪内扰与肝热相煽，则善饥喜饮。病势至此，已不可为矣。然坐以视死，盍设法救之，以冀万一乎！为用清肃化痰之剂，以治上焦，食后服之；又用理中汤加木瓜、白芍，以收脾胃之气，加荆芥、防风，以祛风邪，水煎，食前服之，挽回中气。若三服后稍见功效，则可设法进步。若无效，则非吾所知矣。仅隔一日，忽闻其死。吾骇异之至，意此病乃土败中虚之症，现在夏令，不当遽殂，吾所开方，虽不能期其必效，亦不至速其死也。

托东翁为我访之，始知未服吾药，信巫者之言，饮书符生水两大碗，当即毙命。呜乎！杨公翰林也，读书明理人也，以爱子而误于庸医之手，医理未明，犹有说也。若巫者能治病，圣经贤传皆可废矣，岐黄胡为者？明理者如是，乡愚妇女更何可问哉！（《崇实堂医案》）

【评议】 本例病情已发展至“土败中虚”，胃气将绝，当此危急关头，医药救治犹恐不及，更何况病者信巫不信医，犯《史记》所说的“病有六不治”之戒，不死何待！

少阴咳逆治案

隆城王某，年四十余无子，纳二妾，下元久虚。偶因感寒，咳嗽痰多，怯风畏冷，已服表散药不愈，形神大脱，枯瘦如柴，面色灰白，至于咳逆倚息不得卧。家人谓其必死，已将后事备办。适余进城，伊戚郑某，代求诊视。六脉沉细虚迟，乃少阴证也，定真武汤加干姜、五味子、细辛与服，次早冲气即平，咳嗽亦缓，数剂即愈。脉证认的，经方真能起死回生也！

尚按：此人必阳虚之体，排泄过度，下焦之元阳久虚，不能蒸化水饮，偶感外寒激动，则水饮上泛，咳逆倚息，上下皆寒。内饮治肾，非真武汤无以振肾阳而化寒水。再按法加入干姜、五味，一温肺阳而化饮，一收肺气以定喘；细辛之辛，不但能透达上下，兼能散其依附水饮之寒邪，一举廓清。非熟读仲景之书，活用经方，曷克臻此。看似平常实奇突，成如容易却艰辛，可以持赠斯案。（《萧评郭敬三医案》）

【评议】 此案运用《伤寒论》真武汤加减挽治少阴咳逆之重症，其组方用药，萧尚所评极是。经方临床运用十分广泛，只要辨证正确，每获卓效，即如郭敬三所云："脉证认的，经方真能起死回生也"，足资师法。

痰结肺胃咳喘晕绝案

刑部主政杨星臣，宁乡人，与余为前后同年[①]，喘咳廿余年。每咳甚，或至晕绝不醒。医药不啻[②]百数而终罔获效。在星槎侍御处谈及其病，喟然长叹，忧形于色。余问君服何药，星翁云：医家皆谓余好内阴亏，所服药皆滋补剂，年近五旬，不敢强辩，然心窃非之。余问：君发嗽时，面赤气急否？曰：实有

① 同年：古代指科举同榜录取的人。
② 不啻：不止。

之，不自知也。次早星翁即来求予诊视，因诊其右寸关脉坚凝而滑，几乎搏指，余则平平。乃曰：滑者痰象也，坚凝者痰结也，见于右部寸关之间，盖顽痰结于肺胃之管，肺为清道，胃为浊道，两道为痰所壅，故甚则晕绝也。此病非汤剂可疗，非礞石滚痰丸下之不可。星翁曰：岐黄家畏礞石如砒毒，何可入口？余曰：然则先贤留此方，为毒人耶？君试服之，如误，当甘庸医杀人之罪。星翁见余言确有定见，乃市二钱服之，卧后觉胸膈烦扰，欲吐不吐，不移时，中脘漉漉，解下黑秽数碗，倦而归寝，爽适异常，至晓而若失矣。急驱车揖余，谢曰：奇哉！奇哉！君有胆有识，三钱药去数十年之病，孙思邈之神奇，不是过也。诸医谓余阴亏，抱此不白之冤久矣，得君并雪是耻，感铭何既？至今函札往来，犹时时道谢也。（《醉花窗医案》）

【评议】 本例凭脉参症，辨证为“顽痰结于肺胃”，取礞石滚痰丸泻下顽痰之功，用之辄效。礞石滚痰丸具有泻火逐痰之功效，善治实热老痰证。张秉成《成方便读》阐述说：礞石滚痰丸“通治实热老痰，怪证百病。夫痰之清者为饮，饮之浊者为痰，故痰者皆因火灼而成，而老痰一证，为其火之尤盛者也，变幻诸病多端，难以枚举。然治病者必求其本，芟草者必除其根。故方中以黄芩之苦寒，以清上焦之火；大黄之苦寒，以开下行之路，故二味分两为独多。但既成之痰，亦不能随火俱去，特以礞石禀慓悍之性，而能攻陈积之痰者，以硝石同煅，使其自上焦行散而下。然一身之主宰者，惟气而已，倘或因痰因火，病则气不能调，故以沉香升降诸气，上至天而下至泉，以导诸药为之使耳”。目前，临床常用本方治疗中风、精神分裂症、癫痫、偏头痛、神经官能症等属实火顽痰胶固者，获效显著。

治痰喘滋水保肺案

此为痰喘病，肾不纳气，气逆上冲，咳而痰喘，吐沫汗多，肺液亏矣，肾阴已耗。炎炎夏火烁金，急须滋水以保肺。

北沙参　半夏　甘草　浮麦　麦冬　茯苓　海石

(《上池医案》)

【评议】 肺肾阴亏之体，又值盛夏之季，炎暑最易耗伤阴液，故急以滋水养肺为治。方用《金匮要略》麦门冬汤化裁，滋养肾阴之品似嫌不足。

木火刑金案

上洋马头渡李云甫媳，二十岁，于二月十四日，患胁痛气喘不得卧，数日，诸医皆以风寒发散，或用降气等药，不能取效。平希于以为肺胀，法在不治。余适往外家，经过门首，邀余诊视，见其面青气喘，两胁作痛，不能合眼而卧，其母其姑，俱备后事，在患者之旁，患者见之泪下。诊其脉，两手弦急，无痰声，鼻不煽，无汗出，即示未为绝症，后事且缓，病者安心，心安则能安枕，此亦法也。此症当春令肝木旺之时，木火垂金，因拟一方，用白芍、甘草、瓜蒌、川贝、黄连、石膏、广皮、钩藤、苏子，用生铁二两，煎汤煎药，一剂后即能安卧。希于至，见其安卧，问余用何宗汤药。此症木旺，故用钩藤、生铁，助金以平肝，黄连清心火，石膏清肺平肝，苏子降气，贝母、橘皮、瓜蒌降痰润肺，白芍、甘草缓肝，彼亦心服。后皆希于调治而安。(《沈氏医案》)

【评议】 肝属木，肺属金。从五行生克理论来说，金能克木，但如果肝火过旺，反侮于金，就会造成木火刑金，本案之喘息即由是而作。所用方药，沈氏分析甚精。笔者体会，哮喘的发病除肺脾肾三脏外，木火刑金也是主要的病因之一，临床上当仔细辨别。

外因风寒内有痰火案

杨简修令郎，病起于硝黄火气，冲入于肺，肺下无透窍，外为寒邪闭之。稍有所触，肺中之伏火上升，而为喘急，胃中之痰，随火上逆，则夜不得安寐，脉息左手沉弦，右手寸关沉滑有力，此乃肺中有伏火，胃中有痰饮也。当以清肺降气豁痰之药治之。

桔梗　甘草　广皮　桑皮　苏子　杏仁　石膏　瓜蒌　枳壳　黄芩（《沈氏医案》）

崇明范锡凡，内有郁痰郁火，外受风寒，遏于肺胃之间，不得发泄，外邪触动胃中之痰火，上干肺家，而为喘急不得卧，嗽出黄痰，方得安枕。脉息左手沉弦，右手滑大有力。此乃肺胃中有郁痰郁火，纠结不清，稍有动触，即时窃发。此痰火之哮喘也，理宜豁痰降气清火之药为治，并忌醇酒厚味等物。胃中清爽，而痰不生，一交春令，病蒂却矣。

半夏　广皮　苏子　杏仁　石膏　莱菔子　黄芩　桑皮　甘草　蒌仁　枳壳　加姜煎

膏方：即以煎方去桑皮、甘草、莱菔子，加梨汁、莱菔汁、地栗汁、芦根汁、竹沥、姜汁，用饴糖

四两，烊入收贮，炖热不时挑化。(《沈氏医案》)

【评议】 以上二案，均为痰火内郁，因外邪触动，上干于肺，发为喘急，故治疗以清肺化痰，降气平喘为法。案2在服用汤药的基础上，配合梨汁、莱菔汁、地栗汁等药食两用之品制成膏方调治，冀其肺气得降，而不上逆，“胃中清爽，而痰不生”，则“病蒂却矣”。

发时治标平复治本案

喘症乃肺有伏火，触风而发也。应降气豁痰，以治其标。平复之后，应纳气归肾，以治其本。

半夏　广皮　苏子　杏仁　蒌仁　黄芩　石膏　枳壳　莱菔子　甘草煎

丸方：用六味加牛膝、黄柏、磁石、五味、砂仁。(《沈氏医案》)

【评议】 哮喘之病，其标在肺，其本在肾，此案乃标本缓急之治也。但据笔者临床经验，哮喘的发作期与缓解期，“肺实”与“肾虚”并非截然分割，两者往往相互挟杂，即发作期在“肺实”的同时，还挟有一些“肾虚”的症状，同样，缓解期在“肾虚”的同时，常伴有一些“肺实”的症状。故哮喘病的治疗大多标本兼顾，有学者提出了“发时治肺兼顾肾，平时治肾兼顾肺”的治疗法则，确为有的之见。

温药治痰喘案

冯（四八） 咳嗽哮喘，宜当温散。

制麻黄五分 橘红一钱 茯苓三钱 川桂枝八分 炙草四分 生姜一钱 杏仁三钱（《也是山人医案》）

杨（五六） 久病痰哮，深秋复发，急宜温通。

川桂枝一钱 橘红一钱 杏仁一钱 制麻黄七分 茯苓二钱 淡干姜二钱 炙草四分（《也是山人医案》）

凌（六一） 阳衰痰哮，气喘背寒，拟温通法。

粗桂枝一钱 制麻黄五分 炙草五分 杏仁三钱 橘红一钱 茯苓三钱 淡干姜一钱 五味子一钱五分（《也是山人医案》）

【评议】 以上三例，均属寒哮，故悉以温通法治之，惟案3患者年事已高，遂加入五味子补肾纳气。

药膳调治痰热阻肺案

四川倪淑，素精医理。因公来沪贤劳，咳嗽气喘，夜难平卧。请医投以补肾纳气，不应。更医用通阳涤饮，病转剧。口渴引饮，大便溏泄。倪氏年近古稀，自觉支持不住，延余诊之。脉来沉滑。此痰热销铄肺阴，肃降无权。补肾纳气，滋腻未免碍痰；通阳涤饮，辛温反劫阴助火。火盛灼津，津枯失润。乃以生梨切片频进。方用北沙参三钱，川贝母三钱，瓜蒌皮三钱，川石斛三钱，生甘草四分，生白芍钱半，甜杏仁三钱，冬瓜子四钱，鲜竹沥二两。连服二剂，口渴便泄已止，喘咳渐平，卧能着枕。照前方加海浮石三钱，荸荠五枚。再服二剂，咳嗽气喘皆平，夜寐甚安。照前方去竹沥，加吉林人参须一钱，淡竹茹一钱。进服六剂，眠食俱佳，精神振作而愈。（《孟河费绳甫先生医案》）

溧阳洪瑞初之夫人，咳嗽哮喘，喉际痰声漉漉，口渴引饮，夜坐隐几而卧。诊脉弦滑洪大。此痰火销铄肺阴，肺气肃降无权。辛温祛寒涤饮，反为痰火树帜而劫肺阴。用梨汁、荸荠汁、芦根汁、冬萝卜汁、鲜竹沥隔汤燉温，连进二次，喘咳皆平，即能平卧。方用南沙参四钱，川贝母三钱，瓜蒌皮三钱，甜杏仁三钱，苡仁三钱，冬瓜子四钱，海浮石三钱，鲜竹茹一钱。服五剂，口渴止而病若失。（《孟河费绳甫先生医案》）

【评议】 以上二例患者均因肺阴被痰热所耗，失于清肃之令，气逆上而为喘。鉴于痰热相挟，治之颇为棘手，“补肾纳气，滋腻未免碍痰；通阳涤饮，辛温反劫阴助火”，“辛温祛寒涤饮，反为痰火树帜而劫肺阴”，费氏以清热润肺，化痰降浊为法，治之获效。值得一提的是，案1嘱患者生梨切片频进，取生梨的生津润燥，清热化痰之功，配合中药治疗，从而获效迅捷。清代医家王孟英就非常善于用梨汁治热病，称梨汁为“天生甘露饮”。案2先以具有养阴清热，化痰祛湿之梨、荸荠、芦根、冬萝卜等汁隔汤燉服，继则服用中药，五剂而安。《备急千金要方》明确提出：“为医者，当须先洞晓病源，知其所犯，以食治之，食疗不愈，然后命药”。费氏临证善用食疗，跃然纸上。

饮食调养善后案

孟河都司刘文轩之太夫人，发热，汗出不解，咳嗽气喘，苔黄带灰，胸腹胀痛，势濒于危，急延余诊。脉来沉滑。此痰滞交阻，肺胃失肃降之权，非攻下不可。遂用礞石滚痰丸五钱，淡姜汤送下。服后大便即行，热退痛止，喘咳皆平。太夫人性不喜药，以

饮食调养而安。(《孟河费绳甫先生医案》)

【评议】 本案痰滞交阻肺胃，肃降无权，气逆于上，如不急治，变证蜂起。故急用礞石滚痰丸降火逐痰，药后诸症皆平。费氏遵《内经》“毒药攻邪，五谷为养，五果为助，五畜为益，五菜为充”的食疗思想，继以饮食调养，虽未列出具体的食疗方，但这种治病防病的食疗观，足资效仿。

祛风理肺汤治验案

祛风理肺汤，此予治苏老太太春初感冒之方也。初伊外感头痛发热，兼之咳嗽痰喘，医家因其年老气虚发喘，于升解药中加用人参而未敢服，延予诊视，遂用此汤，服一剂而热退，头痛止，二剂痰喘诸症悉退而愈。

祛风理肺汤方：

苏叶一钱五分　葛根一钱五分　前胡二钱　薄荷一钱五分　杏仁一钱五分，去皮尖，炒研　桑皮一钱五分　枳壳二钱，麸炒　黄芩一钱五分，酒炒　桔梗二钱　陈皮一钱五分　甘草一钱

引加生姜一片，煎服。(《鲁峰医案》)

【评议】 老年咳喘，常从虚损论治。该例鲁氏辨证为外邪犯肺，致肺气不得宣发而成，故以祛风理

肺为治。方中苏叶、桑皮、葛根、前胡、薄荷疏散外感之风邪，杏仁、桔梗宣肺化痰，枳壳、陈皮通达气机，黄芩清泄邪热，甘草调和诸药。由于辨证明确，治法得当，故取效迅捷。如果执年老体虚而用人参补之，未免有闭门留寇之弊。又李用粹《证治汇补》有谓："内有壅塞之气，外有非时之感，膈有胶固之痰"，道出了哮喘实证的病因真谛，对照本例，堪称合辙。

痰湿内蕴咳喘案

周珊甫君夫人，年逾五旬，素患肺病，咳嗽哮喘，痰声如拽锯，呼吸几不能通，予视其体胖神强，两手脉滑有神。盖富裕之家，奉养太过，肥甘油腻，蕴酿成痰，致肺气管枝发炎也。拟方用杏仁泥、白前、桔梗各一钱五分，薄荷五分，橘红八分，贝母、苡仁各三钱，茯苓二钱，甘草五分，枇杷叶一片，作煎剂，一服呼吸大畅，哮喘亦定，接服三剂全愈。（《丛桂草堂医案》）

【评议】 患者平素多食肥甘之品，其形体肥胖，痰湿之体可知。痰湿内蕴，阻滞气道，故哮喘病作而痰声如拽锯，呼吸几不能通。这与《诸病源候论》"肺主于气，邪乘于肺则肺胀，胀则肺管不利，不利则气道涩，故气上喘逆，鸣息不通”的记述，颇相吻合。治疗以宣化痰湿为主。方用杏仁、白前、桔梗、贝母、枇杷叶宣肺化痰，止咳平喘；薄荷疏解风邪；橘红、茯苓、苡仁健脾利湿，理气化痰；甘草祛痰止咳，调和诸药。诸药合用，既能清化肺中之痰浊，又能健运中州以杜生痰之源，故收立竿见影之效。

哮喘变症案

楚观军舰邹允坤君，年二十八岁，因夏间冒雨追取舢板，感受风湿，遂病腹胀腿肿，下及两脚。初在上海某医院医治，服泻药不效。九月该舰来镇江，延予诊治，发热胸闷，舌苔黄腻，腹胀不舒，脉滑溲赤。盖湿热蕴伏，兼有痰滞，初用半夏泻心汤、小柴胡汤、小陷胸汤等方，热退胸宽。惟遍身关节作痛，因于清利湿热方中，加羌活、秦艽、桑枝、牛膝等药，以治其痛。讵知此药服后，次日忽大喘不止。速予往诊，视之果喘息不宁，精神疲惫，不能起坐。诊其脉，两手俱细弱无神，舌色亦转光而无苔，面色黄淡，盖病退而元气大虚欲脱矣。遂急书方，用潞党参三钱，西洋参三钱，熟地四钱，黄芪、枸杞子、胡桃肉各三钱，干姜八分，五味子、甘草各五分，水煎服。明日其伴某君复来延诊，谓予曰：先生真神人也。昨药服后，喘息即止，而神气亦宁，安睡一夜，予遂偕往观之，果安静如平人，但起坐时，仍觉喘促。因嘱以原方再服一剂，此药服后，喘则定矣，而腹忽胀大，如怀孕之妇人，大小便不通，乃以资生丸去黄连，加陈皮、木香，作煎剂，一服而胀松，接服五剂，胀全消，每餐能进饭一碗余，并能起立行走，但觉腿脚酸痛无力而已。其时江浙联军，方攻南京，该舰奉调，急欲赴宁，乃于前方去山楂、神曲，加炒熟地炭、牛膝、杜仲等药，以与之而行。大凡虚实复杂之病，其中必多转变，医家当随其机而应付之，曲折变化，一如其病，苟稍执滞，其不覆败者几希。虽然，此岂可与浅人道哉！（《丛桂草堂医案》）

【评议】 本例喘息实乃他病之变症。病起感受风湿，经反复多次治疗，前症转愈，喘促复起，脉诊合参，为元气大虚，虚不纳气之故，急以救逆固脱为要。投以大补元气，培本定喘之剂，二剂则喘息除矣。因服大剂益气培元之剂后出现腹胀、大小便不通等症，乃气机壅滞，失于运化耳，故以资生丸去苦寒之黄连，加入陈皮、木香健运脾胃，疏理气机，五服胀即全消。案云："大凡虚实复杂之病，其中必多转变，医家当随其机而应付之，曲折变化，一如其病，苟稍执滞，其不覆败者几希。”金针度人之语，读后启发良多。

缓解期丸药调治案

金水两亏，秋冬喘嗽，乘此阳和之候，宜丸子调服。

绵芪　麦冬　牛膝　半夏　沙参　百合　玉竹　煅牡蛎　山药　茯苓　熟地　於术　橘白　胡桃肉（《重古三何医案》）

【评议】《丹溪心法》谓：“未发以扶正气为主，既发以攻邪气为急。”此论后世医家多宗之。试观本案，即是喘嗽缓解期以丸药调治之法，丸者缓也。现在临床上对于一些反复发作的哮喘病患，平时多服用此类药，往往能减少发作的次数及发作时的症状，提高治疗效果。

阳虚喘逆案

中虚喘逆，挟湿浮肿，六脉细弱无力，可见下焦真火衰微，甚属棘手。

炒党参　上肉桂　川附子　於术　山药　紫石英

炒白芍　白茯苓　沉香末冲

复诊　去沉香，加五味、胡桃肉。（《重古三何医案》）

【评议】《景岳全书》在论治哮病时说："扶正气须辨阴阳，阴虚者补其阴，阳虚者补其阳。"本例命门火衰，失其温煦之功，故喘逆、浮肿之症见矣。故以温肾壮阳，益气降逆之药治之。复诊去沉香，加五味、胡桃肉，增加其敛肺定喘之力。笔者认为，是患颇似现代医学所称的肺源性心脏病，其法其方其药，可供临床借鉴。

肾虚气喘案

邑中陈友芳孝廉，年六十余，家有二姬。初患忽寒忽热，继则微热不寒，舌白，眼有眵。前处方者以为阳明、少阳伏邪，连进柴胡、葛根升散之法，病不退而气发喘。孝廉为山人[①]父挚友，以书见招，谓山人曰：余以两弟艰于嗣，故年周甲而未断房事，今势急矣，惟君言是听。山人切其脉，两尺涩不应指，舌白腻如积粉，而不思饮，全属下元水亏，虚阳上炎之

① 山人：人之雅号也。

象。气喘而不降，柴、葛升提之害也，须宗都气法，加人参、附子，庶有济。病者从之，三剂而愈。后二年有董翼堂之友，其病情舌色与陈孝廉相似，误信乱方，投凉药而增剧，山人亦用此法以获效。甘温化火之说，不益信与！（《重古三何医案》）

【评议】 患者年高而房事频仍，肾元亏虚于内，复因感外邪，前医治以疏散，连用柴、葛升散肺气，引发喘证。何氏凭脉参症，断为“下元水亏，虚阳上炎”使然。治疗以补肾纳气之都气丸，再益以人参、附子增加其益气温肾的作用，药中鹄的，遂获卓效。

壮水之主治喘咳案

赵　年逾花甲，嗽经一载，饮邪扰乱，喘咳难安，气道似有哽噎形状，系肾阴虚损，龙雷不能潜伏，现届隆冬收藏之候，反挟浮阳而上升。盖少阴脉循喉咙，挟舌本，今水精化为痰沫，真阴亏耗，津液无以上潮，虚阳上灼，气喘痰升，故喉间每至燥塞，此为阴虚阳亢之症，理宜壮水之主，以制阳光，则痰气不治而自治矣。

大生地四钱　白茯神二钱　金琐阳三钱　生龟板八钱　北五味八分　远志筒一钱半　灵磁石三钱　淡秋石三钱　怀

牛膝三钱　山萸肉二钱（《阮氏医案》）

【评议】　治疗咳喘，不能见咳止咳，见喘平喘，而是要辨明疾病之病因病机，即病理症结之所在，然后对证下药，方能取效。该患者年高阴亏，又咳喘反复年余，阴虚于下，阳亢于上，致痰升咳喘，故宗王冰“壮水之主，以制阳光”法治之，痰气不治而自治矣。

寒热交作痰喘案

王　寒伤太阴阳明，皮毛闭塞，肌腠不通，郁而为火，是以寒热交作，大渴引饮，气喘痰升而多嗽，脉数浮洪，舌苔黄燥。拟用麻杏石甘合定喘汤治之。

西麻黄一钱　苦杏仁二钱　款冬花一钱半　桑白皮一钱半　生石膏三钱　生甘草八分　水法夏一钱半　紫苏子一钱，炒　淡黄芩一钱　白果仁三钱（《阮氏医案》）

【评议】　麻杏石甘汤与定喘汤是临床上治疗咳喘的常用方。麻杏石甘汤辛凉宣泄，清肺平喘，主治外感风寒，郁而化热，身热不解，咳嗽喘逆，气急鼻煽，口渴，有汗或无汗，舌苔薄白或黄，脉浮而数者；定喘汤宣降肺气，清热化痰，主治风寒外束，痰热内蕴，症见咳喘痰多气急，质稠色黄，或微恶风寒，舌苔黄腻，脉滑数者。二者合用，对“寒包火”的咳喘病证，效果益彰。实验研究表明，麻杏石甘汤、定喘汤均有很好的止咳、解痉、平喘作用。麻杏石甘汤并能抗变态反应、抗菌、抗病毒和增强机体免疫功能作用；定喘汤具有抗病原微生物、抗炎、抗过敏、抗氧化损伤的作用。值得一提的是，现代应用麻杏石甘汤治疗肺炎报道颇多，值得查阅与应用。

用五行生克理论治喘案

脾为生痰之源，肺为贮痰之器，可见治肺为标，治脾为本。形寒畏风者，卫气虚也，卫即肺也；动辄气逆者，肾气虚也，肾主纳也，可见治喘急者，治肺为流，治肾为源。无如湿痰蟠聚乎中，滋补肾阴，恐助痰浊，然治肺者，即是顾肾，以金为肾母，母实则子实也，而水亏则木旺，冲激上焦则肺气反受害，金能克木，金虚难胜，所以养其肺金者，令其金实，则肝木上凌可以肃制也。诊脉左部弦数，右寸关部滑大，惟滑大有实象也，此为邪实，原非正实，所谓实者假实也，虚者真虚也。调治法程，当清其上，勿害其下，兼治其脾，亦可养金，是为脾肺子母相生之机，至于外卫少固，亦宜兼顾。於术、防风、黄芪、

桂枝炒白芍、茯苓、姜半夏、橘红、川贝、淮牛膝、白前、海石、款冬、枇叶。(《金子久医案》)

【评议】 该案从肺脾肾三脏的生理病理，以及五行生克理论，阐述了治疗咳喘痰饮的基本原则：治痰饮者，“治肺为标，治脾为本”；治咳喘者，“治肺为流，治肾为源”。并根据本案患者的具体情况，提出了“当清其上，勿害其下，兼治其脾，亦可养金”的治疗原则，诚属理明法合，方妥药当，可师可法。

温药和之治痰饮作喘案

中虚积饮，气升作喘，脉象虚软而滑，年逾五外，殊难根杜，宜仿仲景温药和之。

东洋参　於术　炙甘草　冬瓜子　干姜拌五味　姜半夏　茯苓　炙紫菀　淮牛膝　橘红　竹茹　款冬花

二诊：前方温运和阳之法，服后诸恙渐见松象，究竟高年真阳虚弱，脾阳肾阴犹亏，终难骤然恢复，而痰饮之源，犹属深固，岂能杜根，所以气机之升降，总未能调养。胃亦失运，中脘时觉作痛，或有呕恶气逆，而大便亦欠坚实，脏阴亏乏，腑阳失司，脉象柔弱，左部略带弦势，届值春木司权，肝木不免凌犯脾土，且下元不振，则清气未便转旋，中宫气馁，则浊阴易于潜居，合理中扶阳之法。

东洋参　干姜　川附炒苡仁　姜夏　茯苓　木香　采云曲　於术　广皮　谷芽　桂枝炒白芍　蔻仁

三诊：脾不运则积食，胃不降则脘泛，究属高年中元将衰，则真阳无以鼓舞，脉象弦滑，温理中焦颇合，仍由旧章出入。

东洋参　姜夏　干姜　於术　广皮　云苓　芽谷　竹青　藿香梗　佩兰叶　炒白芍　川附子（《金子久医案》）

【评议】　患者年高元气亏虚，真阳无以鼓舞，脾阳失于温煦，运化失职，水湿停聚而为痰饮，阻塞气道，气逆不降而喘嗽作矣。饮属阴邪，得温则行，得寒则凝，本案宗《金匮要略》“病痰饮者，当以温药和之”的治疗大法，前后数诊，以附子理中、二陈等扶脾肾阳气，以达到温阳化饮之目的。然高年罹患此等痼疾，恐难收速效，至于杜绝病根，殊非易易耳。

湿热痰火咳喘案

秋翁

肺气以下行为顺，上升为逆。平素饮酒，湿热必然内盛，久之能化火生痰。痰热内郁于肺，偶伤风寒，遂致咳呛频作，咯痰欠豁，气逆如喘，不得平卧，口时干而喜饮冷，脘闷胁痛，不思纳食，脉来细滑带数，舌苔糙黄，中剥。病已一旬，因留痰不从外出，阻滞肺气，是以润降因之失职，且火郁不宣，尤易伤津，不可不知也，且拟清化肃降肺气之法。

北沙参　鲜石斛　炙紫菀　款冬花　枯芩　炒苏子　细白前　甜葶苈　海浮石　代赭石　炙桑皮　青铅（《陈良夫医案》）

【评议】 该患素喜饮酒，湿热盛于内，化火生痰，偶感外邪，咳喘乃作。以清热化痰、降气平喘为治，诚属合法。需要注意的是，方中选用北沙参、鲜石斛养肺阴之品，一是虑及患者属湿热之体，平素肺津不免受损；二是火郁为患，易伤津液。这种辨体与辨证结合的思路，对临床有很大的指导意义。

宣化痰浊利气案

沈男

初诊：肺气以下行为顺，上升为逆。始起胸膈痞痛，渐至气喘痰鸣，胁腹亦觉不舒，咳呛，咯痰稀白，脉弦滑，苔浮腻。乃湿聚化痰，阻滞气分，肺金之宣降失司，周身流行之气亦乖常度，《内经》所谓

“诸气膹郁，皆属于肺”是也。若久郁不宣，便成气喘之症，拙拟宣其肺以利其气，化其湿以涤其痰，务使肺得宣降为妙。

旋覆梗　甜葶苈　仙半夏　炙紫菀　细白前　白芥子　光杏仁　象贝母　代赭石　苏子　车前子　白茯苓

二诊：人之气机，本周行而无滞，湿为阴邪，最能滞气，进理气宣肺，祛湿涤痰之剂，咯去积痰颇多，气逆渐减，胸膈之满闷亦觉稍舒，惟便下未能通畅，兼有哕恶，脉仍弦滑，舌黄薄腻。拙见肺金失于清肃，升降之气尚乖常度，祛其有形之痰，利其无形之气，务使周行无滞，斯呼吸平匀则诸疴自退矣，能再加以静摄尤为妥善。

旋覆梗　象贝母　仙半夏　莱菔子　白前　光杏仁　代赭石　陈皮　苏子梗　白芥子　滚痰丸（《陈良夫医案》）

【评议】“祛其有形之痰，利其无形之气，务使周行无滞，斯呼吸平匀则诸疴自退矣”，道出了治疗咳喘处方用药的要点，很有参考价值。

痰饮气喘案

德卿兄　痰饮日久，动则气喘，舌淡白而有横裂，脉重按无力。元气已虚显然，愈虚则寒愈甚，而痰饮更不易化。

厚附子三钱　西党参三钱　生冬术三钱　炙甘草二钱　炮姜二钱　生黄芪四钱

二诊：药已见效，痰饮痼疾，一时难化。

厚附子三钱　西党参三钱　生冬术三钱　炙甘草二钱　生黄芪八钱　桃仁二钱　红花二钱（《范文甫医案》）

【评议】　范文甫系宁波医家，临证以善用经方著称。范氏根据本例症情，认为是痰饮致喘，宗《金匮要略·痰饮咳嗽病脉证并治》“病痰饮者，当以温药和之”之旨，方用附子理中汤加黄芪补益脾肾阳气，温化痰饮，以冀阳旺饮消，喘息可平。妙在二诊在前方的基础上加入了桃仁、红花二味活血化瘀之品。主要是考虑病日已久，气机阻滞，气滞势必血瘀，故遵叶天士“久病入络”而治也。

附论文

支气管哮喘治法集粹

支气管哮喘是一种支气管过敏反应性的疾病，临床以气急伴有哮鸣音，并以呼气性困难为主要特征。属中医“哮证”、“哮喘”、“肺胀”等病证的范畴，其病因多由于痰饮内蓄，复因感受外邪（包括某种过敏因素）所诱发。本病缠绵不愈，常致正气损伤，尤以肺、脾、肾功能减退为多见，临床除出现气急痰鸣主症外，常伴有眩晕，面色不华，神疲乏力，气息短促，饮食少进，腰脊酸软等虚弱症状。

中医对本病的治疗，强调辨证论治，根据“急则治其标，缓则治其本”的原则，主张发作期以祛邪平喘为先，缓解期以扶正固本为主。而《景岳全书》对哮喘的论述最为精辟，尤其是“未发时以扶正气为主，既发时以攻邪气为主”的名论，对临床有极重要的指导意义。

一、辨证论治述要

遵循“急则治标，缓则治本”原则，本病临床上常在发作期和缓解期的基础上进行分型论治，一般可分为以下几种类型：

发作期

1. 寒痰阻肺型

证见咳嗽气喘，喉间痰鸣如水鸡声，呼吸急促，呼气延长，胸膈满闷，痰涎清稀多泡沫，或痰黏量少而咯吐不爽，形寒怕冷，无汗，面色晦滞带青，鼻塞身重，流清涕，四肢欠温，口和不渴，二便自调，咽红不著，舌苔薄白或白滑，脉浮紧或滑。治宜温肺化痰，降逆平喘。方用射干麻黄汤加减。常用药物炙麻黄、干姜、射干、制半夏、紫菀、冬花、杏仁、白前、细辛、五味子之类。

2. 痰热阻肺型

证见咳喘气促，喉间哮鸣，声高息涌，呼气延长，痰稠色黄，咯吐不爽，烦躁面赤，口干欲饮，或有发热，大便干结，咽红或肿痛，舌质红，苔薄黄或黄腻，脉滑数。治宜清肺涤痰，降逆平喘。方用定喘汤加减。常用药物炙麻黄、桑白皮、杏仁、生石膏、黄芩、葶苈子、苏子、款冬花、僵蚕、虎杖、枳壳之类。

3. 表寒里热型

证见咳喘哮鸣，形寒怕冷，鼻流清涕，喷嚏，痰黏色黄，发热烦闹，口干饮冷，咽红，胸闷，舌质偏红，苔薄白或黄，脉滑数。治宜解表散寒，清肺化痰。方用麻杏石甘汤加减。常用药物炙麻黄、桂枝、杏仁、白前、前胡、黄芩、生石膏、生姜、制半夏、浙贝母、莱菔子、葶苈子之类。

4. 肺实肾虚型

证见哮喘持续，喘促胸满，喉中哮鸣，端坐抬肩，头汗涔涔，面色晦滞，畏寒肢冷，神疲纳呆，小便清长，舌质淡，苔薄白，脉沉细。甚者四肢不温，口唇紫绀，呼吸气短难续，气急不得卧，动则喘剧。治宜化痰平喘，温肾纳气。方用苏子降气汤合黑锡丹加减。常用药物太子参、杏仁、补骨脂、苏子、陈皮、川朴、白前、前胡、黄芩、当归、沉香、桂枝、生石膏、制半夏、细辛、附子、干姜、五味子之类。

缓解期

1. 肺脾气虚型

证见哮喘发作已平，面色萎黄，声低懒言，倦怠乏力，自汗易感，喷嚏，易生痰涎，纳少便溏，舌质淡胖，舌苔薄白，脉缓弱。治宜健脾化痰，补肺固卫。方用六君子汤合玉屏风散加减。常用药物黄芪、党参、白术、茯苓、制半夏、陈皮、僵蚕、防风、蝉衣之类。

2. 脾肾阳虚型

证见面色无华，形寒怯冷，下肢不温，脚软无力，动则气喘心悸，大便稀溏清冷，或有尿频遗尿，舌质淡，苔薄白，脉细弱。治宜温运脾阳，温肾纳气。方用金匮肾气丸加减。常用药物附子、肉桂、熟地、山药、茯苓、补骨脂、仙灵脾、山萸肉、紫河车、核桃肉之类。

3. 肺肾阴虚型

证见形体羸瘦，面赤唇红，口燥咽干，手足心热，腰膝酸软，大便干结，舌质红少津，舌苔少，脉细数。治宜润肺益肾，滋阴清热。方用百合固金汤合麦味地黄丸加减。常用药物麦冬、生地、熟地、山萸肉、百合、玄参、五味子、川贝母、蛤蚧之类。

二、单方验方选介

1. 麻杏百部汤（方名系编者所加）

【组方】麻黄3~5克，杏仁5~10克，甘草3~6克，百部6~10克，七叶一枝花3~6克，地龙8~12克，白僵蚕8~12克，桔梗6~10克，丹参10~

15 克。

水煎服，日 1 剂。10 日为 1 个疗程，每月服 1 个疗程，连服 2 ~ 5 个月。

【功用】宣肺散结，止咳平喘。适用于小儿咳嗽变异性哮喘。

【加减】外邪不解，咳嗽时发时止，清晨为著加防风、蝉蜕；偏风热加黄芩、菊花；偏风寒加苏叶、细辛；习用寒凉，阻遏阳气而发，夜间咳甚，汗多，四肢不温加桂枝、黄芪；若干咳频作，数月不愈，夜咳为重，大便干结加浙贝母、百合；治疗后期咳嗽消失加黄芪、党参、淫羊藿。

【疗效】共治疗 57 例，痊愈 49 例，显效 5 例，有效 3 例。总有效率 100%。

【出处】廖永州，等. 河北中医，2005，27（11）：826

2. 定喘固本汤加减

【组方】麻黄 6 克，白果 6 克，蝉衣 9 克，地龙 9 克，款冬花 9 ~ 12 克，百部 9 ~ 12 克，牡蛎 12 克，甘草 6 克。

水煎服，日 1 剂，7 天为 1 个疗程。

【功用】宣肺解痉，平喘止咳。适用于儿童咳嗽变异性哮喘。

【加减】伴有恶风，自汗，神倦，舌淡，苔薄白，脉细缓等偏营卫不和者，加黄芪15克，桂枝6克，白芍9克，大枣5枚；伴动则汗多，面色少华，气少乏力，平素易感冒，舌淡红，苔薄白，脉细弱等偏肺脾气虚者，加生晒参9克，防风6克，黄芪12克，白术6克；伴夜汗多，神萎消瘦，口干，便干，舌淡红，苔少或花剥，脉细数等偏气阴两虚者，加生晒参9克，五味子6克，沙参15克，白术6克。

【疗效】共治疗70例，结果治愈39例，占55.71%；显效20例，占28.57%；有效8例，占11.43%；无效3例，占4.29%。总有效率95.71%。

【出处】林甦．福建中医药，2004，35（2）：34

3. 麻黄附子细辛汤加味

【组方】麻黄10克，附子3克，细辛6克，前胡8克，炒黄芩10克，炙紫菀12克，炙百部12克，防风10克，五味子6克，蝉衣6克。

每日1剂，加水浸泡1小时，然后武火急煎5～10分钟，取药汁300毫升分2～3次温服。7天为1疗程。

【功用】疏风宣肺，化痰止咳。适用于小儿咳嗽变异性哮喘。

【加减】夜咳甚者加丹参10克；有气阴虚证候者

加沙参6克。

【疗效】共治疗54例，结果痊愈34例，有效16例，无效4例。总有效率92.6%。

【出处】朱晓红. 四川中医，2003，21（8）：68

4. 疏风解痉化痰汤

【组方】炙麻黄10克，杏仁10克，苏叶10克，地龙15克，僵蚕6克，百部10克，黄芩10克，紫菀15克，川贝10克，白前12克，五味子9克，炙甘草9克。

每日1剂，头煎加水500毫升浸泡1小时，煎煮半小时，取汁200毫升。二煎加水300毫升，煎煮20分钟，取汁200毫升，两煎和匀分早晚两次温服，疗程14天。

【功用】疏风解痉，化痰平喘。适用于支气管哮喘急性发作期。

【疗效】共治疗48例，结果各项症状体征均得到明显改善，其中咳嗽治疗前较轻者7例，中度20例，较重者21例，治疗后较轻者20例，中度26例，较重者2例；咳痰治疗前较轻者20例，中度19例，较重者9例，治疗后较轻者28例，中度19例，较重者1例；喘息治疗前较轻者1例，中度33例，较重者14例，治疗后较轻者32例，中度16例，较重者0例；

哮鸣音治疗前较轻者2例，中度29例，较重者17例，治疗后较轻者30例，中度17例，较重者1例。同时进行肺功能检测，治疗后比治疗前有明显的提高。

【出处】王宝玉，等. 北京中医，1998，(2)：17

5. 过敏煎加味

【组方】柴胡10克，防风10克，五味子6克，乌梅10克，甘草6克。

水煎服，日1剂。7天为1个疗程。

【功用】祛风柔肝肃肺。适用于咳嗽变异性哮喘。

【加减】咳嗽伴胸闷，咽干口渴，舌红少苔，脉弦细者，加沙参10克，桑叶10克，桑白皮10克，白芍10克等；咳嗽发作加剧常与情绪波动有关，伴胸胁胀痛，心烦，口苦，苔薄黄，脉弦者，加枳壳10克，黄芩10克，赤芍10克，苏子10克，苏梗10克等；咳嗽易于夜间发作，伴有胃中嘈杂感，寐差，舌质红，苔薄白，脉弦者，加旋覆花10克（包煎），代赭石15克（先煎），枳壳10克，厚朴6克等。

【疗效】共治疗32例中，治愈24例（占75.0%），缓解7例（占21.9%），缓解不明显1例。缓解率96.9%。

【出处】郑彩霞. 安徽中医临床杂志，2003，15(4)：305

6. 柴朴汤加味

【组方】柴胡 15 克，厚朴 15 克，枳实 10 克，杏仁 10 克，地龙 15 克，川贝 10 克，黄芩 10 克，炙甘草 10 克。

将上药加水适量，水煎 2 次，取汁 150 毫升，早晚分服，日 1 剂。2 周为 1 个疗程。

【功用】疏肝理气，化痰止咳。适用于咳嗽变异性哮喘。

【疗效】本组 30 例，临床控制 5 例，占 16.7%；显效 8 例，占 26.7%；有效 13 例，占 43.3%；无效 4 例，占 13.3%。总有效率 86.7%。

【出处】张芬兰，等. 长春中医学院学报，2003，19（4）：23

7. 加味三子养亲汤

【组方】白芥子 6 克，紫苏子 9 克，莱菔子 9 克，蝉蜕 15 克，僵蚕 10 克，地龙 12 克，鱼腥草 20 克，炒酸枣仁 15 克，沉香 6 克，防风 10 克，炙紫菀 12 克，炙款冬花 12 克，桔梗 10 克，炙甘草 6 克。

每日 1 剂，水煎服，早晚各 1 次，1 周为 1 个疗程。

【功用】豁痰宣肺，开通气道，降气平喘。适用于支气管哮喘。

【加减】兼有风寒表证者，加麻黄9克，紫苏15克；若兼有风热表证者，加薄荷10克，桑叶15克；脾气虚明显者，加山药12克，薏苡仁15克；肺气虚明显者，加黄芪12克，五味子12克；肾气虚明显者，加杜仲10克，怀牛膝12克。

【疗效】共治疗45例，结果临床控制34例（76%），显效6例（13%），有效3例（7%），无效2例（4%）。治疗组临床控制及显效率为89%。

【出处】郭鑫. 中国民间疗法，2007，15（5）：32

8. 温肺益肾通络汤

【组方】炙麻黄、附子（先煎）、细辛各10克，干姜、椒目各6克，五味子、补骨脂、淫羊藿、地龙各20克，熟地、丹参、绿茶各30克，桃仁12克，蜈蚣、全蝎各9克。

每剂服2天，水煎服，每次服200毫升，每日3次。

【功用】温肺益肾通络。适用于阳虚型支气管哮喘。

【加减】痰多加白芥子、苏子、莱菔子；气短不能平卧加人参、蛤蚧；咳嗽加紫菀、冬花；鼻塞、喷嚏加苍耳、辛夷；发绀加苏木、三七。

【疗效】共治疗 80 例，结果治愈 20 例，显效 34 例，有效 15 例，无效 11 例。总有效率 86.3%。

【出处】丁波，等. 华北国防医药，2004，16(4)：275

9. 抗支气管哮喘新方

【组方】地龙 10～15 克，细辛 3 克，全蝎 6～9 克，僵蚕 6～12 克，麻黄 9～12 克，蚤休 9～15 克，川贝母 6～18 克，甘草 6～9 克，杏仁 6～12 克，蝉蜕 6～15 克，车前子 12～15 克，黄芪 12～18 克。

水煎服，每日 1 剂，早、中、晚各 1 次，饭后服用。

【功用】抗敏解痉，止咳平喘，调理诸脏。适用于支气管哮喘。

【疗效】共治疗 40 例，结果显效者 31 例，有效者 5 例，无效者 4 例。总有效率为 90%。

【出处】王悦. 大同医学专科学校学报，2002，(3)：21

10. 益气活血定喘方

【组方】黄芪 20 克，毛冬青 15 克，当归尾、桃仁、川芎、地龙、僵蚕、苦杏仁、紫菀各 6 克，甘草 5 克。

以上均为 5 岁患儿药量，其他年龄患儿药量酌情加减。每天1剂，加水400毫升煎至100毫升，分2次温服。每周连续服药5天，每月治疗3周，疗程为3月。若患儿出现哮喘发作，可先用西药对症处理，待病情稳定进入缓解期后则继续用上方治疗。

【功用】益气化瘀，宣通肺气，疏通经络。适用于小儿哮喘缓解期。

【加减】肺气虚弱加太子参10克，五味子6克；脾气虚弱加茯苓15克，陈皮6克；肾气虚弱加补骨脂、女贞子各10克。

【疗效】共治疗30例，结果临床控制9例，显效12例，有效8例，无效1例。控显率为70.00%，总有效率为96.67%。

【出处】董秀兰，等. 新中医，2008，40(3)：47

11. 补肾益肺汤

【组方】生地、熟地各15克，怀山药10克，山萸肉10克，黄芪30克，党参25克，仙灵脾15克，陈皮6克，生甘草6克。

每日1剂，煎2汁，上、下午分服，1个月为1个疗程，连用3个疗程。遇感冒发热、湿热腹泻者忌服，待新病治愈后续服。

【功用】培元补气。适用于哮喘缓解期。

【疗效】共治疗42例，结果临床治愈6例（占14.3%），显效22例（占52.4%），有效9例（占21.4%），无效5例（占11.9%）。有效率88.1%。

【出处】殷莉波. 中医药临床杂志，2004，16(1)：92

12. 益气活血汤

【组方】黄芪15克，太子参9克，菟丝子6克，怀山药9克，丹参9克，桃仁6克，当归6克，甘草6克。

每天1剂，1个月为1疗程。以上剂量为5~7岁儿童，根据年龄大小酌情增减。

【功用】补气活血。适用于儿童哮喘复发的防治。

【加减】发作期根据寒热辨治，拟中药煎剂口服。

【疗效】120例患儿中，治愈39例，显效47例，有效25例，无效9例。总有效率92.5%。

【出处】刘志宏，等. 四川中医，2004，22(6)：70

13. 加味苇茎汤

【组方】鲜苇茎15~30克，冬瓜仁、杠板归各9~12克，生薏苡仁12~20克，桃仁4.5~6克，地龙、苦杏仁、浙贝母、炙款冬花、桑白皮、黛蛤散(包)、炙百部各6~9克。

药物剂量根据患儿年龄而定。每天 1 剂，水煎，分 2～3 次服。

【功用】清热解毒，化痰排脓消痈。适用于小儿咳嗽变异型哮喘。

【加减】鼻塞，打喷嚏（过敏性鼻炎）加辛夷、苍耳子、白芷；咽红而痛加连翘、射干、薄荷；痰多加浮海石、天竺黄、竹沥半夏；大便干燥加瓜蒌仁、莱菔子；呕吐加旋覆花、代赭石、姜竹茹；舌红苔黄热重者加黄芩、鱼腥草；伤食者加鸡内金、山楂。

【疗效】共治疗 52 例，结果显效 19 例，有效 27 例，无效 6 例。总有效率为 88.46%。

【出处】罗荣泉. 新中医，2007，39（8）：70

14. 射干麻黄汤加减

【组方】炙麻黄 5～10 克，杏仁 10 克，射干 6～10 克，炙冬花 10 克，炙紫菀 10～15 克，法半夏 6～10 克，五味子 3 克，蝉衣 5～10 克。

每日 1 剂，水煎分 2 次服。服药期间忌鱼腥辛辣，2 周为 1 个疗程。

【功用】宣肺平喘止咳。适用于咳嗽变异性哮喘。

【加减】若干咳无痰或痰少而粘者加贝母、枇杷叶，去法半夏；咽干加麦冬；气促呛咳加苏子；咯吐黄痰者加黄芩、鱼腥草。

【疗效】36 例中治愈 26 例（占 72%），好转 9 例（占 25%），无效 1 例（占 3%）。总有效率为 97%。多数患者服中药 1 周后咳嗽等症状即有改善，经随机随访 17 例，2 个月内未见复发。

【出处】甘寿熙，等. 国医论坛，2001，16(4)：74

三、外治方药举隅

1. 定喘膏

【组方】吴茱萸 3 克，白果、白芥子各 2 克，桔梗、徐长卿各 6 克。

将上药研成细末放入干燥瓶中备用。应用方法：在每年的初伏、中伏、末伏的第一天来院敷贴，将药末用老陈醋调成膏状，分别敷在肺俞（双）、心俞（双）、膈俞（双）、涌泉（男左女右）、膻中。2～5 岁小儿敷贴 6～8 小时，5 岁以上敷贴 12 小时，连续贴 3 天，如出现小水泡可外涂紫药水。

【功用】止咳敛肺，温肾平喘。适用于小儿哮喘。

【疗效】共治疗 72 例，结果显效 45 例，占 62.5%；有效 21 例；无效 6 例。总有效率 91.5%。

【出处】赵燕娥. 陕西中医，2003，24（6）：488

2. **辨证分型敷脐膏**（方名系编者所加）

【组方】寒性哮喘：麻黄、桂枝、干姜、细辛、五味子、甘草、白芍。

热性哮喘：生麻黄、杏仁、生石膏、生甘草、桔梗、前胡、贝母、苏子、莱菔子、白芥子。

痰湿哮喘：陈皮、半夏、茯苓、甘草、白术、太子参、山药、白芥子、炒谷麦芽。

虚性哮喘：党参、白术、防风、五味子、桑白皮、苏子、半夏、甘草、前胡、陈皮、厚朴、当归、川芎。

将上述四型哮喘中的所需中药用高速中药粉碎机（24000 转/分钟）粉碎成药末，再用 100 目筛过筛后装瓶备用，然后根据中医辨证法的各型哮喘，取相应中药粉末+渗透剂、蜂蜜、凡士林调成糊膏状，先消毒患儿脐部，按年龄大小取适量药膏敷贴在脐部，覆盖膏药布粘贴固定，24 小时更换 1 次，3 次为 1 个疗程。

【功用】寒性哮喘：宣肺散寒，化痰平喘；热性哮喘：清热宣肺，化痰平喘；痰湿哮喘：利湿化痰，止咳平喘；虚性哮喘：健脾益气，化痰平喘。适用于儿童哮喘。

【加减】寒性哮喘：如有胸闷、烦躁兼热者加石膏、黄芩；咳甚者加紫菀、款冬花；哮甚者加白芥子；喘甚者加葶苈子；痰多者加半夏。热性哮喘：如热重便秘者加桑白皮、全瓜蒌、芦根；痰多者加陈皮、半夏、竹沥。痰湿哮喘：如喘甚者加麻黄、款冬花；哮甚者加苏子；痰多者加紫菀、瓜蒌。虚性哮喘：如喘甚者加地龙；哮甚者加贝母、百部；痰多者加瓜蒌、竹茹；夜卧不宁者加白芍、远志；便溏者加苍术、白术；便秘者加瓜蒌。

【疗效】共治疗163例，结果显效119例（占73.0%），有效40例（占24.5%），无效4例（占2.5%）。总有效率97.5%。

【出处】顾根仁，等. 实用中西医结合临床，2006，6（4）：70

3. 哮喘膏

【组方】寒喘：麻黄10克，射干2克，法半夏10克，紫菀10克，细辛10克，杏仁10克，蜣螂5克，干姜12克，延胡索15克，甘遂15克，洋金花20克，附片10克。

热喘：炙麻黄10克，杏仁10克，生石膏30克，苏子10克，白果15克，黄芩10克，冬瓜仁15克，海浮石30克，桑白皮15克，白芥子10克，甘遂10克，青黛10克。

治疗时将患儿衣服松开，裸露背部，施术者立于患儿背部后方。将上药研成细末，用姜汁合基质（蛋清、蜂蜜、香油）调制成软膏敷贴于患儿两侧肺俞、定喘、膏肓穴，重度哮喘加贴膻中穴。然后以 5 厘米 ×5厘米大小敷料覆盖，胶布固定，3~4 小时取下，以皮肤热、红、轻度水泡为宜。于每年夏季的初伏、中伏、末伏的第 1 天贴穴，每 10 天换 1 次，若中伏 20 天，需加贴 1 次，连续贴穴 3 年为 1 疗程。

【功用】宣肺化痰，止咳平喘。适用于小儿支气管哮喘。

【加减】寒性重度哮喘配合中药小青龙汤内服；热性重度哮喘配合中药麻杏石甘汤内服。

【疗效】共治疗 596 例，结果显效 334 例（56.04%），有效 232 例（38.92%），无效 30 例（5.04%）。总有效率 94.96%。

【出处】张小平，等. 中国中医药信息杂志，2003，10（9）：49

4. 白芥子散

【组方】白芥子、延胡索、细辛、甘遂各等份共研细粉。

用新鲜姜汁调制成药饼 6 只，分别敷贴在百劳、肺俞、膏肓穴上，并用胶布固定，半小时至 2 小时后取下，每天 1 次，6 天为 1 疗程。

【功用】温肺化痰，止咳平喘。适用于支气管哮喘。

【疗效】共治疗130例，结果痊愈75例，有效40例，无效15例。总有效率88%。

【出处】陈少卿，等. 陕西中医，2001，22(10)：615

5. 平喘膏

【组方】麻黄24克，白芥子24克，苏子40克，莱菔子40克，细辛20克，杏仁24克，制半夏40克，甘遂5克，当归40克，黄芩40克，肉桂40克，炙甘草12克，生姜汁200克。

蜂蜜120克，将上述各药粉碎过80目筛，加入姜汁、蜂蜜混合均匀至可压成直径1厘米、厚约0.4厘米的药饼，敷贴于患者背部两侧肺俞、心俞和膈俞，并用橡皮膏固定，予以频谱治疗仪局部治疗20分钟，4小时后可以去掉药物。每日1次或隔日1次，30天为1疗程，每年1次，连续3年。

【功用】温肺祛痰，宣肺止咳平喘。预防支气管哮喘的复发。

【疗效】共治疗214例，结果临床控制200例，占93.41%；有效14例，占6.54%。总有效率100%。

【出处】李矇. 苏州大学学报, 2003, 23(6): 714

6. 咳喘膏

【组方】黄芪、当归、沙参、百合、麻黄、花粉、贝母、杏仁、桑皮、白果、茯苓、百部、甘草、连翘、赤芍、白术、防风、地龙、冰片、官桂、大黄、乳香、没药、鲜槐桂、柳枝、桑枝、枣枝、川乌、皂角、苏子、砒霜等。

将上药放入铜锅内，用菜油3000克浸3天，熬后去药渣。当熬至滴水中不散时，将广丹（炒如麦色）1000克，徐徐撒入（此时须用文火），并以桃、柳粗枝2根（用麻皮扎在一起）不停地搅匀至滴水成珠为度，再加入乳香、没药、冰片、砒霜、细粉搅匀冷却后成膏药肉。用较薄的牛皮纸和棉布裱成膏药布，裁成5厘米×5厘米的方块，将药肉放在布面上，摊成直径为3.2厘米的圆形即可。临用时烘热，贴于身柱、肺俞、定喘等穴。春季、深秋、冬季，成人贴3昼夜，儿童酌减。揭去膏药后，局部皮肤微红，出现十几粒或几十粒像痱子大小的丘疹，是最理想的有效反应。若出绿豆大小的水泡，也是较好的反应，为治疗有效的先兆。反应部位2~3天后可轻轻洗揩。一般以敷贴3张药膏为1个疗程。

【功用】益气养阴，润肺化痰，清热利湿，止咳平喘。适用于各类型支气管哮喘。

【疗效】临床控制率为60%，总有效率为95%。

【出处】邓翠娥. 时珍国医国药，2001，12（3）：267

7. 冬病夏治定喘膏

【组方】白芥子、细辛、甘遂、延胡索按17∶17∶8∶8比例于治疗前1日称取并加工成粉末，贮藏于瓶中备用，用时用生姜汁调匀，分别制成1平方厘米药饼。

取肺俞（双）、心俞（双）、膈俞（双），用胶布将药饼固定于穴位上，贴敷4～6小时。如果贴后局部有烧灼感或疼痛感，可提前取下；如贴后局部有发痒、发热、舒适感，可适当延长1～2小时。每年三伏天初伏、中伏、末伏当日（因故不能按时贴，也可提前或延后1～2日），共贴3次，连续贴治3年后观察疗效。

【功用】温阳利气，止咳化痰，解痉平喘。适用于支气管哮喘。

【疗效】共治疗205例，结果痊愈65例，占31.7%；显效78例，占38.0%；有效44例，占21.5%；无效18例，占8.8%。

【出处】张贤武，等. 河北中医，2000，22（8）：595

四、其他特色疗法选录

1. 针刺疗法

【选穴】支沟、内关、太冲、肺俞、丰隆、阴陵泉。

【操作】采用毫针，支沟、内关、太冲、丰隆施以捻转提插泻法，留针中每隔10分钟运针1次；肺俞施以平补平泻法；阴陵泉施以捻转提插补法。所有腧穴均留针30分钟，每日2次，共治疗10天。

【功用】调气化痰。适用于支气管哮喘急性发作期。

【疗效】共治疗60例，临床控制29例，显效13例，好转15例，无效3例。

【出处】张智龙，等. 中国针灸，2005，25（3）：158

2. 拔火罐加按摩疗法

【选穴】拔火罐取穴：以天突、膻中、风门、肺俞为主穴。按摩取穴：食欲不振加中脘，发热加大椎，痰多加丰隆，咳甚加尺泽为辅穴。

【操作】①使患儿侧位坐于家长腿上，在治疗穴位上行常规消毒后，用右手将镊子夹住0.3克药棉沾上95%酒精少许（酒精不宜过多，否则易烫伤皮肤）点火后，以快速手法在1.5寸直径竹制小火罐内壁行“闪火拔罐法”治疗，每次用6个小火罐，火罐中心点拔在主穴位上，约5分钟即可取下。②用轻手法推揉按摩中脘、大椎、丰隆、尺泽，每穴约3至5分钟，每天或隔天按摩拔罐1次，3次为1个疗程。

【功用】止咳平喘。适用于小儿支气管哮喘。

【疗效】共治疗98例，痊愈86例，占87.5%；好转10例，占10.0%；无效2例，占2.5%。有效率为97.5%。

【出处】李树义．中国针灸，1994，14（4）：190

3. 挑割针刀法

【选穴】第1组取定喘（双）、肺俞（双）；第2组取风门（双）、肾俞（双）；急性发作期采用第1组，缓解期第1、2组交替使用。

【操作】自制挑割针刀，由三棱针改制而成。挑割针刀法：在施术穴位表皮常规消毒和局封，穴位进针后，用挑筋法从浅至深，把皮内或皮下筋膜的纤维（根）向上挑起割断或在皮内用“旋转式”割断纤维，挑割断的残断让它缩回去，不用拔出，如此往下挑割至无根为止。挑割完毕，消毒挑割针刀口。

【功用】疏通经络，调和气血，宣肺平喘，调理气机。适用于支气管哮喘。

【疗效】共治疗143例，治愈46例（32%），显效63例（44%），好转31例（22%），无效3例（2%）。

【出处】吴广伟. 上海针灸杂志，1998，17（5）：17

4. 激光穴位照射

【穴位】①天突、肺俞；②膻中、定喘两组腧穴。脾虚加脾俞、足三里、中脘，肾虚加气海、肾俞。

【操作】CO_2激光照射：采用YYJG~1A医用CO_2激光治疗器，装上自配的光斑放大镜散焦照射，照射距离5厘米，照射范围约2厘米，功率密度约0.1瓦/平方厘米，每穴照射3~5分钟，每周治疗6次，两组穴位交替使用，疗程4周。

【功用】镇痛，镇静，消炎。适用于哮喘。

【疗效】共治疗39例，结果临床控制21例，显效12例，好转5例，无效1例。

【出处】何扬子，等. 中国针灸，1994，（1）：13

5. 穴位埋线法

【选穴】膻中、肺俞、定喘、丰隆，配穴肾俞、气海等。

【操作】采用羊肠线0~1号，剪成1厘米长短，选用9号腰椎穿刺针为植入工具，胸部穴位取仰卧位，背部穴位取俯卧位。皮肤常规消毒后，将已准备好的羊肠线放入已消毒的9号腰椎穿刺针管里，后接针芯，将针快速刺入穴位，等患者出现针感后将针芯向前推，边推针芯边退针管，出针后用消毒棉签按压片刻，用创可贴贴住针孔，每周治疗1次，3次为1个疗程。

【功用】疏通经络，调和气血。适用于支气管哮喘。

【疗效】共治疗36例，痊愈21例，好转13例，无效2例。

【出处】张鲜萍．山西中医，2006，22（6）：33

五、中医药治疗的优势

中医药治疗哮喘源远流长，经验宏富，具有一套独特的理论体系和防治方法，几千年来一直有效地指导临床实践，其优势主要表现在以下几个方面：一是中医治疗哮喘讲究辨证论治，即是根据不同病因、不同病性和不同病位，进行针对性的治疗，体现了个体化的治疗方法；二是中医在具体治法上，贯彻“急则治其标，缓则治其本”的原则，即急性发作期强调以治肺为中心，运用宣肺散邪等法达到止咳平喘，控制或缓解症状的目的；缓解期主张调整肺、脾、肾三脏的功能，以扶正固本为主，旨在提高机体的抗病能力，达到减少发作乃至根治的目的，这种分别矛盾主次的有序治疗方法，其优越性显而易见；三是中医在“治未病”思想指导下，强调防患于未然，十分重视未病先防、既病防变和已愈防复三个环节，其中“冬病夏治”最富有特色，效果显著；四是中医治疗本病的方法众多，包括中草药、针灸、拔罐、埋线、穴位敷贴等等，各有特色，亦可综合应用，相得益彰；五是中医药配合西药治疗，可以减轻西药如激素的毒副反应，起到减毒增效作用，并有利于一些西药较长时间应用，优势互补，相辅相成；六是中医治疗本病强调饮食起居和精神等方面的调适，常告诫患者慎起居（如注意保暖防止受凉感冒），节饮食（如慎食或忌食荤腥发物）和舒情志（指保持乐观畅快的心境，避免恚怒抑郁的情绪），这与临床疗效有很大关系。

六、小结与展望

支气管哮喘是一种较为难治的疾病，不少患者发作频繁，经年不愈，严重影响身心健康，有些患者还发展为肺气肿、肺源性心脏病，预后不容乐观。西医对本病的治疗，常用抗生素、激素、抗过敏和其他止咳平喘药物，诚然对急性发作期效果较好，但由于上述药物毒副作用较多，不宜于长期应用，因此治疗颇感掣肘。中医药对本病的治疗方法众多，尤其是根据标本缓急的理论，区分发作期与缓解期投以相应的治法方药，很有特色，上述文献资料从多方面反映了中医防治本病方法的优越性，值得肯定。但毋庸讳言，对哮喘发作较为剧烈，甚至出现严重缺氧征象者，中药往往有缓不济急之感，对此除了应积极发挥中医自身特色如中药配合针灸和其他特色疗法外，必要时应采取中西医结合治疗，加强应急措施，以提高临床疗效。总之，我们既要肯定中医治疗本病的长处，又要清醒地看到所存在的问题和短处，今后在进一步继承既往经验的基础上，要勇于开拓，大胆创新，力争把疗效提高到新的水平。（录自笔者主编的《常见中医优势病种治法集粹》，人民卫生出版社 2009 年 12 月出版，本次做了调整和修改）